Georg Mehrle

Augenheilkunde

Georg Mehrle

Augenheilkunde

Geleitwort: Prof. Dr. Eberhard Kleberger

6. Auflage
völlig neu bearbeitet

28 Abbildungen, 8 vierfarbige Farbtafeln
3 Tabellen

Urban & Schwarzenberg
München–Wien–Baltimore

Anschrift des Verfassers:
Dr. Georg Mehrle, Augenarzt, Stuttgarter Str. 54, 74321 Bietigheim/Württ.

Lektorat: Annette Heuwinkel, München
Redaktion: Frank Röhrich, München

Die Deutsche Bibliothek – CIP-Einheitsaufnahme

Mehrle, Georg:
Augenheilkunde : 3 Tabellen / Georg Mehrle. Geleitw.:
Eberhard Kleberger. – 6. Aufl., völlig neu bearb. – München ;
Wien ; Baltimore : Urban und Schwarzenberg, 1996
5. Aufl. u.d.T.: Mehrle, Georg: Augenheilkunde für
Krankenpflegeberufe
ISBN 3-541-07166-4

1. Auflage 1976 □ ISBN 3-541-07161-3
2. Auflage 1978 □ ISBN 3-541-07162-1
3. Auflage 1981 □ ISBN 3-541-07163-X
4. Auflage 1984 □ ISBN 3-541-07164-8
5. Auflage 1996 □ ISBN 3-541-07166-4

Satz: Typodata GmbH, München
Druck: G. Appl, Wemding
Bindung: Monheim GmbH, Monheim

ISBN 3-541-07166-4

Geleitwort

Auf Bitten des Autors und des Verlages übernehme ich es gern, ein Geleitwort zu schreiben. Aus meiner langjährigen Tätigkeit in verschiedenen Krankenpflege- und Schwesternschulen weiß ich nur zu gut, wie notwendig es ist, den werdenden Krankenpflegern und Pflegerinnen ein Buch in die Hand zu geben, durch das sie das im Unterricht Gehörte erinnern und vertiefen können. An einem solchen Buch hat es jahrelang gefehlt. Es ist daher sehr zu begrüßen, daß der Autor sich der Mühe unterzogen hat, diesem Mangel abzuhelfen. Es ist ein Buch entstanden, das zwischen einer zu kurzen, gerippehaften Darstellung und einem Lehrbuch für Ärzte die Mitte hält. So können einerseits die Augenkrankheiten und Behandlungsweisen genügend deutlich dargeboten und begründet werden, andererseits wird dem Personenkreis, an den sich das Buch wendet, nicht über Gebühr viel zugemutet.

Das Buch ist nach modernen didaktischen Gesichtspunkten entwickelt, wodurch die Übersicht sehr gewinnt. Durch besondere Hervorhebungen sind die unbedingt zu beachtenden Grundtatsachen und z. B. Gefahrenquellen bei der Therapie gekennzeichnet. Instruktive Abbildungen ergänzen das geschriebene Wort. Vor allem kann sich der Leser durch den Fragenkatalog am Ende jedes Kapitels über seinen Wissensstand selbst kontrollieren.

Ich glaube, daß das Buch seinen Zweck gut erfüllen wird, im Unterricht erworbene Kenntnisse aufzufrischen und zu vertiefen und vor allem manchen Angehörigen der Krankenpflegeberufe an das schöne Fach der Augenheilkunde heranzuführen und dafür zu gewinnen. Es ist bekannt, daß manche Schwester, mancher Pfleger nur deshalb nicht auf einer Augenabteilung arbeiten will, weil sie oder er sich nicht traut, da das Fach anscheinend so ganz anders ist als die anderen medizinischen Fächer. Diese Einschätzung zu korrigieren wird das Buch vorzüglich geeignet sein.

Prof. Dr. E. Kleberger

Vorwort zur 6. Auflage

In den fünf Jahren, die seit der 5. Auflage vergangen sind, hat sich die Augenheilkunde weiter verändert. Neue Behandlungsverfahren und die Auslagerung bisher der Klinik vorbehaltener Operationen in den ambulanten Bereich haben dazu geführt, daß in der Klinik fast ausschließlich schwerstkranke Patienten behandelt werden. Die Kluft zwischen dem notwendigen Basiswissen und den speziellen Kenntnissen hat sich vertieft. Einiges, was bisher noch als gültiges Verfahren abgehandelt wurde, liest sich jetzt wie ein geschichtlicher Überblick.

Die 6. Auflage erscheint in einer Zeit, in der die Kliniken vom Gesetzgeber zu nachgerade revolutionären Änderungen ihrer Struktur gezwungen werden. Das Buch versucht einen Beitrag dazu zu leisten, daß weder die Gesundheit der Patienten noch die Freude der Pflegenden an ihrer Arbeit darunter zu leiden hat.

Bietigheim, Sommer 1996
Georg Mehrle

Vorwort zur 1. Auflage

Daß man in der Ausbildung des Krankenpflegepersonals mehr und mehr eine breite theoretische Basis anstrebt, ist auch für die sog. kleinen Fächer nicht ohne Auswirkung geblieben. Sicher hat bei der Fülle des heute angebotenen Lehrstoffs ein Fach wie die Augenheilkunde zurückzutreten. Die Erfahrung lehrt jedoch, daß gerade in einem fremden und schwer zu erfassenden Spezialgebiet die Schüler nach einer präzisen und umfassenden Darstellung verlangen. Kompendien werden abgelehnt, Lehrbücher für Medizinstudenten bevorzugt.

Dieses Buch soll, ausgehend von einem Überblick über Anatomie und Physiologie des Auges, das Verständnis für die Krankheiten des Auges und seine Pflege wecken. Ein abgestufter Fragenkatalog dient einerseits zur Überprüfung des Basiswissens, andererseits dem speziell Interessierten zur Erweiterung seiner Kenntnisse. Dringend empfehle ich ergänzende Studien an einem Augenmodell, das in keiner Krankenpflegeschule fehlen sollte. Nicht näher erläutert werden rein augenärztliche Verfahren und die Augenoperationen. Sie werden von Klinik zu Klinik unterschiedlich gehandhabt und können nur aus der praktischen Arbeit heraus verstanden werden.

Für das Überlassen anschaulicher Farbdias danke ich besonders dem Direktor der Universitäts-Augenklinik München, Herrn Professor Dr. Lund. Zu wünschen wäre diesem Buch, daß möglichst viele seiner Leser Freude an der Augenheilkunde bekommen und sie zu ihrem Arbeitsgebiet erwählen.

Bietigheim, Sommer 1975
Georg Mehrle

Wegweiser durch das Buch

Wichtiges ist **fett** gedruckt.

Besondere Hinweise zu pflegerischen Maßnahmen sind grau unterlegt.

Inhalte, die man sich merken sollte.

Fragen

An jedem Kapitelende befinden sich Fragen zur Wissensüberprüfung

Fragen, die das Basiswissen überprüfen.

Fragen zur Überprüfung spezieller Kenntnisse.

Inhaltsverzeichnis

1 Anatomie und Physiologie des Auges

Die Übersicht über Anatomie und Physiologie des Auges (Abb. 1 a, b) soll das Verständnis der späteren Kapitel erleichtern. Spezielle Bau- und Funktionsprinzipien werden in den betreffenden Kapiteln behandelt.

Die Augen befähigen uns zum Erkennen unserer Umwelt. Wir sehen
- hell und dunkel
- Umfeld
- Gegenstände scharf
- ruhende und bewegte Objekte
- räumlich (Tiefenschärfe, plastisches Sehen)
- Farben.

1.1 Augapfel

Das Auge liegt in einer knöchernen Höhle, der **Augenhöhle (Orbita),** einem nach vorne breit geöffneten, durch die Augenlider verschließbaren Trichter (Näheres s. Kap. 5).

Der **Augapfel (Bulbus**[1]**)** hat einen Durchmesser von ca. 2,5 cm. Er kann bei bestimmten Erkrankungen vergrößert oder verkleinert sein.

Ist der Augapfel von Geburt an wesentlich kleiner als normal, spricht man von einem **Mikrophthalmus,** ist er infolge einer schweren Entwicklungsstörung überhaupt nicht vorhanden, von einem **Anophthalmus**[2]**.**

Der Augapfel besteht aus drei Schichten, einer äußeren, derben Hüll- und Stützschicht, einer mittleren Ernährungsschicht und einer inneren Sinnesschicht.

Äußere Schicht (Lederhaut und Hornhaut)

Die äußere Schicht wird von Lederhaut und Hornhaut gebildet. Die **Lederhaut (Sklera**[3]**)** ist die weiße, derbe, bindegewebige Hülle des Augapfels. Außerdem dient sie als Ansatzstelle der Augenmuskeln. Sie umgibt nahezu den gesamten Augapfel. Lediglich vorne geht sie in ein rundes Fenster aus durchsichtigem Gewebe, die **Hornhaut (Cornea**[4]**),** über. Diese besteht aus mehreren Schichten, ist stärker gekrümmt und von sensiblen Nerven durchzogen. Jeder Berührungsreiz der Hornhaut löst sofort einen Lidschlag aus **(Cornealreflex).**

Prüfung der Hornhautsensibilität: Mit einem zu feinsten Fäden ausgezogenen Zellstofftupfer wird die Horn-

[1] bulbus (lat.) Zwiebel
[2] ophthalmos (gr.) Auge
[3] skleros (gr.) hart
[4] cornu (lat.) Horn

1

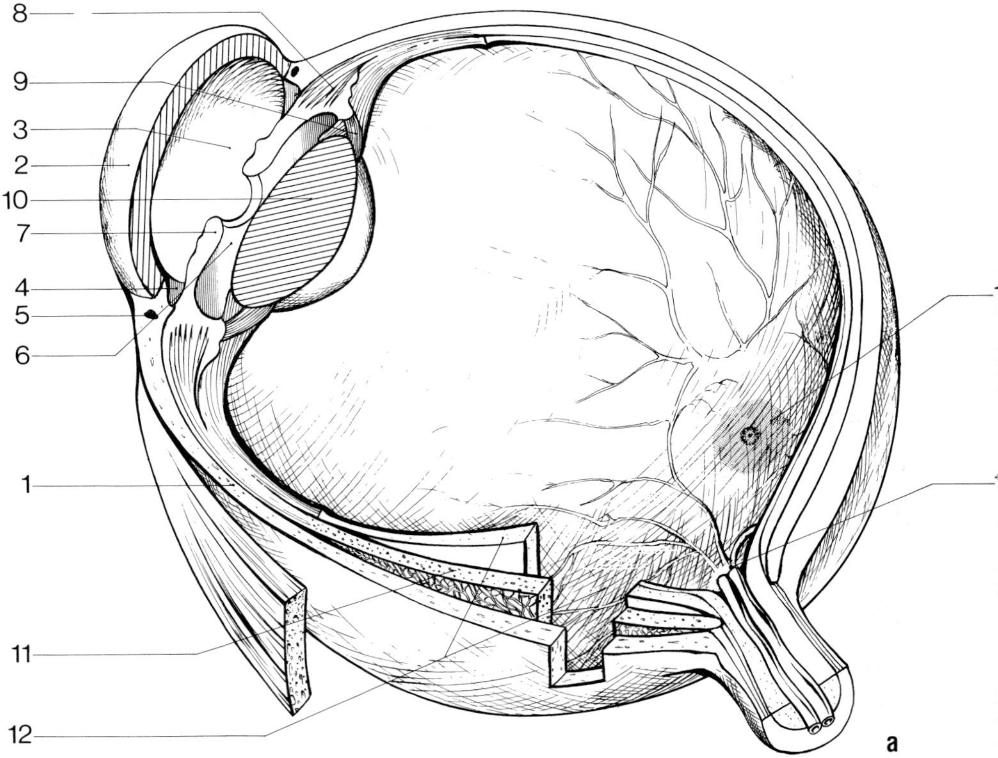

Abb. 1

a) Schrägschnitt durch den Augapfel (Bulbus oculi)

b) Längsschnitt durch Auge (Oculus) und Augenhöhle (Orbita) bei geschlossenem Auge

1 Lederhaut (Sclera)
2 Hornhaut (Cornea)
3 Vordere Kammer (Camera anterior bulbi)
4 Kammerwinkel (Angulus iridocornealis)
5 Schlemmscher Kanal (Sinus venosus sclerae)
6 Hintere Kammer (Camera posteriori bulbi)
7 Regenbogenhaut (Iris) mit Sehloch (Pupilla)
8 Ziliarkörper mit Ziliarmuskel und Ziliarkörperzotten
9 Zonula ciliaris (Strahlenzone; Linsenaufhängung)
10 Linse (Lentes)
11 Aderhaut (Chorioidea)
12 Netzhaut (Retina) mit Netzhautgefäßen
13 Gelber Fleck (Macula lutea)
14 Eintrittsstelle des Sehnervs und der Netzhautgefäße (Papille)

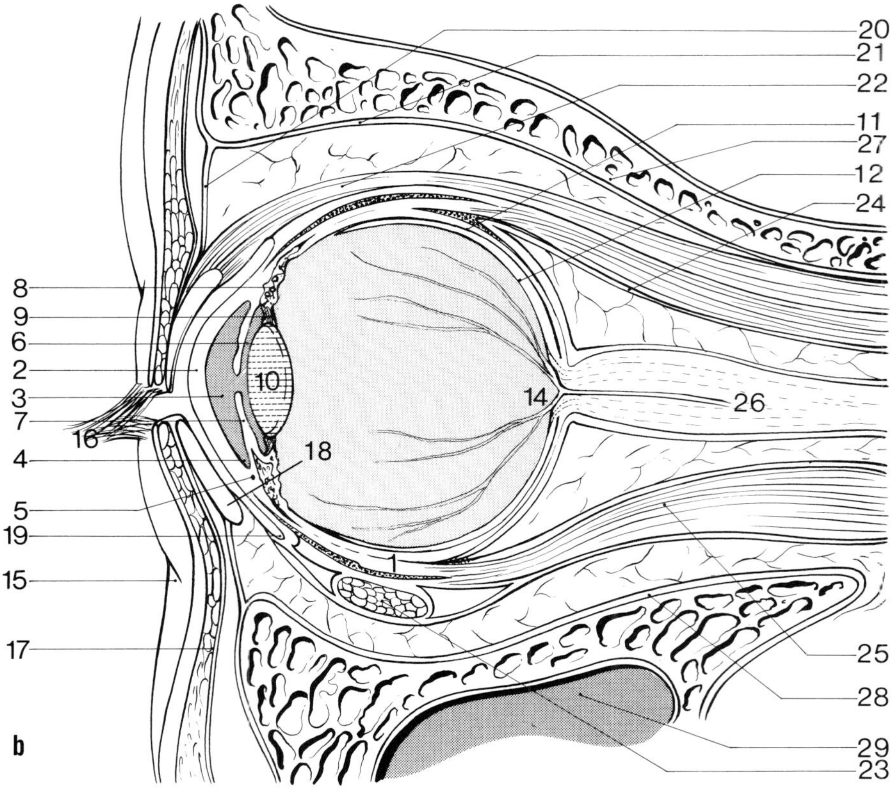

Abb. 1 (Fortsetzung).

15 Lidhaut
16 Wimpern (Zilien)
17 Ringmuskel der Lider (M. orbicularis oculi)
18 Bindegewebsplatte (Tarsus)
19 Umschlagsfalte der Bindehaut (Tunica conjunctiva)
20 Bindegewebsplatte (Septum orbitale)
21 Periorbita
22 Oberlidheber (M. levator palpebrae oculi)
23 Unterer schräger Muskel (angeschnitten: M. obliquus inferior)
24 Oberer gerader Muskel (M. rectus superior)
25 Unterer gerader Muskel (M. rectus inferior)
26 Sehnerv (N. opticus)
27 Orbitadach
28 Orbitaboden
29 Kieferhöhle (Sinus maxillaris)

haut kurz berührt; erfolgt ein Lidschlag, dann ist die Hornhautsensibilität vorhanden.

Die Lederhaut ist in ihrem vorderen Abschnitt von einer gefäßreichen Schleimhaut bedeckt *(Bindehaut,* **Conjunktiva**[5]*)*. Die Bindehaut schlägt sich auf die Innenseite der Augenlider über, so daß die rückwärtigen Anteile des Bulbus durch eine Gewebekulisse *(Bindehautsack)* von der Außenwelt getrennt sind (vgl. Abb. 1b, Nr. 19).

Mittlere Schicht (Gefäßhaut)

Die mittlere Schicht *(Gefäßhaut,* **Uvea**[6]*)* besteht aus drei Teilen: Aderhaut, Regenbogenhaut und Ziliarkörper.

Die **Aderhaut (Chorioidea)** liegt den rückwärtigen zwei Dritteln der Lederhaut an. Ihre Blutgefäße versorgen über ein kapillares Maschennetz die innere Schicht, die Netzhaut.

Die **Regenbogenhaut (Iris)** ist der vordere, sichtbare Teil der Uvea. Aus dem Farbstoffgehalt ihres hinteren Blattes (Pigmentblatt) resultiert die „Augenfarbe“. Die Iris läßt eine Öffnung, die **Pupille,** frei, welche durch zwei in der Iris liegende Muskeln eng und weit gestellt werden kann. Die Pupille wirkt als optische Blende. Bei Dunkelheit erweitert sie sich, um dem Auge eine möglichst hohe Lichtausbeute zu gewährleisten. Bei Belichtung verengt sie sich, um das Auge vor überschüssigen und störenden Lichteinflüssen zu schützen.

Medikamente, welche die Pupille erweitern, heißen **Mydriatika** (Atropin, Scopolamin, Kokain, Tropicamid). Medikamente, welche die Pupille verengen, heißen **Miotika**[7] (Pilocarpin, Prostigmin).

Der **Ziliarkörper** schließt sich der Iris im vorderen Augapfeldrittel an. Seine Zotten bilden das **Kammerwasser.** Sein ringförmiger Muskel (Ziliarmuskel) beeinflußt die Form der Augenlinse.

Linse

Die durchsichtige, elastische Linse liegt unmittelbar hinter der Pupille.

Sie besteht aus dem Kern, der von der Rinde umgeben ist. Die äußere Hülle bildet die Linsenkapsel. Sie ist in ein Faserwerk, die Zonulafasern, eingesponnen. Diese gehen vom Ziliarmuskel aus und ziehen als Scherengitter zur Linsenkapsel. Zieht sich der Ziliarmuskel zusammen, so erschlafft das Scherengitter, und die Linse nimmt, ihrer Elastizität folgend, Kugelgestalt an. Ihr Brechwert nimmt zu. Folglich können Gegenstände in der Nähe scharf gesehen werden **(Akkommodation**[8]**).** Entspannt sich der Ziliarmuskel, so wird das Scherengitter wieder gestrafft und die Linse gestreckt. Sie hat einen geringen

[5] conjungere (lat.) verbinden
[6] uva (lat.) Weinbeere
[7] meiosis (gr.) Verkleinerung
[8] accommodatio (lat.) das Anpassen

Brechwert und bildet in der Ferne liegende Bilder scharf ab.

Versuch zum Verständnis des Akkommodationsmechanismus: Schieben Sie die Schneiden einer Schere in einen kleinen Gummiring und spreizen Sie die Schere: Ihre Finger stellen den entspannten Ziliarmuskel, die Scherenschneiden die Zonula und der Gummiring die gestreckte, auf Fernsicht eingestellte Linse dar. Wenn Sie die Schere schließen (Ziliarmuskel zusammengezogen), dann läßt der Zug an der „Linse" nach. Der Gummiring schnurrt zusammen.

An die Akkommodation gekoppelt ist eine Engerstellung der Pupille (störende Randstrahlen werden ausgeblendet) und eine Einwärtswendung der Augäpfel (Gesichtslinien auf den naheliegenden Punkt gerichtet).

Innere Schicht (Netzhaut, Retina)

Die Netzhaut liegt als lichtempfindliche Schicht der Aderhaut auf. Sie reicht nach vorne bis in die Höhe des Ziliarkörpers und ist dort mit ihrer Unterlage verwachsen *(Ora serrata)*. Aus der Orbita tritt der **Sehnerv** durch die Lederhaut in die Netzhaut ein und breitet auf ihrer dem Augeninneren zugewandten Schicht ein Netz von Sehnervenfasern aus. Die Eintrittsstelle des Sehnervs heißt **Papille** oder, da sie optisch funktionslos ist, **blinder Fleck.** Schläfenwärts der Papille, am hinteren Augenpol, befindet sich die Stelle des schärfsten Sehens, der **gelbe Fleck** *(Macula lutea)* mit der Sehgrube (s. Tafel VI/1). Ernährt wird die Netzhaut durch die Netzhautgefäße, welche mit dem Sehnerv eintreten, sowie in ihrem tieferen Anteil durch die Kapillaren aus der Aderhaut. In der tieferen Schicht der Netzhaut liegen die **Sinneszellen** (Stäbchen und Zapfen).

Die *Stäbchen* dienen dem **Hell-Dunkel-Sehen.** Die Fähigkeit, sich von Helligkeit an Dunkelheit und umgekehrt anzupassen, nennt man **Adaptation.** Sie ist individuell verschieden und kann bei bestimmten Erkrankungen gestört sein.

Die **Zapfen** sind Träger der **Farbempfindung.** Störungen des Farbsehens können angeboren sein oder nach bestimmten Augenkrankheiten auftreten.

Je nachdem, welche Anteile des Farbspektrums falsch oder gar nicht erkannt werden, spricht man von **Protanopie** (sog. Rotblindheit), **Deuteranopie** (sog. Grünblindheit) oder bei weniger stark ausgeprägten Störungen von **Protanomalie** und **Deuteranomalie.** Die **Blausinnstörung** *(Tritanopie)* ist selten.

Zur Prüfung des Farbsinns verwendet man in der Regel Farbtafeln mit Zahlen, die in Farbton, Farbsättigung und Helligkeitswert so dargestellt sind, daß der Farbtüchtige sie erkennt, der Farbsinngestörte sie aber falsch oder gar nicht sieht. Für genauere, messende Untersuchungen benötigt man besondere Instrumente wie z. B. das **Anomaloskop.**

Sehnerv

Der Sehnerv tritt nach Verlassen der Orbita in das Gehirn ein und leitet von der Netzhaut aufgenommene Impulse über die **Sehbahn** (s. Abb. 27, S. 96) dem Gehirn zu.

Beide Augen, deren Sehnerven, die Sehbahn und die Gehirnzentren bilden eine Einheit, das *Sehorgan.*

Räume im Augeninneren

Der große Raum zwischen Linsenrückfläche und hinterem Pol ist von einem gallertartigen Gewebe, dem **Glaskörper,** ausgefüllt.

Der Raum zwischen Linsenvorderfläche und hinterem Irisblatt bildet die **hintere Augenkammer,** der Raum zwischen Hornhautrückfläche und Iris die **vordere Augenkammer.** Der Winkel, in dem Hornhaut, Lederhaut und Iris sich berühren, heißt **Kammerwinkel.** In den Kammern zirkuliert das *Kammerwasser* (s. Abb. 24, s. Kap. 12.2).

1.2 Anhangsorgane des Auges

Sechs **Augenmuskeln,** die in der Orbita entspringen, setzen an der Sklera an. Ihre Verlaufsrichtung (vier gerade, zwei schräge Muskeln) ist so, daß sie den Augapfel heben, senken, nach außen und innen wenden und nach außen und innen rollen können (s. Abb. 7, S. 19).

Die **Augenlider** (s. Kap. 6) schützen das Auge gegen äußere Einwirkungen. Sie können willkürlich geöffnet und geschlossen werden. Reflektorisch wird der Lidschluß durch den Kornealreflex ausgelöst (s. S. 1).

Die **Tränenorgane** sorgen für die Befeuchtung der vorderen Abschnitte. Die Tränenflüssigkeit wird in der **Tränendrüse** gebildet, durch den Lidschlag über die Hornhaut gewischt und durch die **Tränenwege** abgeleitet (s. Kap. 7).

1.3 Nervale Versorgung

Die äußeren und inneren Augenmuskeln werden von vier verschiedenen Gehirnnerven innerviert. Die Ableitung aus den berührungsempfindlichen Teilen (Lider, Bindehaut und insbesondere Hornhaut) erfolgt über den fünften Hirnnerv (Nervus trigeminus).

1.4 Anatomische Studien am lebenden Auge mit Hilfe von Instrumenten

Mit der **Spaltlampe** (Abb. 15, S. 30) legt der Augenarzt einen optischen Schnitt in verstellbarer Tiefe durch Hornhaut, Vorderkammer, Linse und Glaskörper. Das eingebaute Mikroskop erleichtert ihm das Erkennen kleinster Details.

Der Augenhintergrund (Netzhaut und Aderhaut) wird mit dem *Augen-*

spiegel betrachtet, einem Instrument, das auf die Erfindung des deutschen Physikers und Arztes *Hermann von Helmholtz* aus dem Jahre 1851 zurückgeht.

Zur Untersuchung des Kammerwinkels und zum plastischen Studium des Augenhintergrundes wird in den Strahlengang der Spaltlampe ein dem Auge anliegendes *Kontaktglas* gebracht (Abb. 16).

Übung: Betrachten Sie gegenseitig folgende Strukturen des Auges:
- die Augenlider
- die Bindehaut mit ihren Blutgefäßen, unter der die Lederhaut weiß durchschimmert
- die klare, vorgewölbte Hornhaut
- die Iris mit der Pupille.

Prüfen Sie:
- den Kornealreflex
- die Naheinstellung durch Annähern einer Bleistiftspitze an das fixierende Augenpaar
- die Pupillenreaktion auf Belichtung (beide Augen mit der Hand verdecken, dann ein Auge freigeben und die Pupillenreaktion beobachten).

Fragen

1

- Was verstehen Sie unter folgenden Begriffen:
  Orbita, Sklera, Kornea, Konjunktiva, Aderhaut, Iris, Ziliarkörper, Glaskörper, Netzhaut, blinder Fleck, gelber Fleck, Akkommodation, Mydriatika, Miotika?
- Welche Aufgaben erfüllt die Pupille?
- Welche Aufgabe erfüllt die Linse?
- Womit beobachtet der Augenarzt den Augenhintergrund?

- Was verstehen Sie unter folgenden Begriffen:
  Kornealreflex, Zonula, vordere und hintere Augenkammer, Adaptation, Sehorgan, Mikrophthalmus, Anophthalmus?
- Welche Leistungen vollbringt das Sehorgan?
- Welche Vorgänge laufen bei der Naheinstellung gleichzeitig ab?
- Welche Bewegungen kann der Augapfel ausführen?
- Welche Farbsinnstörungen kennen Sie?
- Wozu dient die Spaltlampe?

2
Sehleistungen, Leistungsprüfungen, Sehhilfen

2.1 Physikalisch-optische Vorbemerkungen

Schickt man ein Lichtstrahlenbündel durch eine **Linse,** so wird es in Richtung auf die Linsenmitte gebrochen. Man definiert:

- **Brennpunkt** (F):
  Punkt in dem die gebrochenen Strahlen sich vereinigen.
- **Brennweite** (f; gemessen in Metern):
  Abstand zwischen Brennpunkt und Linsenmitte.
- **Konvexlinsen:**
  Linsen, deren Durchmesser in der Mitte am größten ist; sie werden nach ihrer brechenden Wirkung **Sammellinsen** genannt und bei der Brillenverordnung mit einem + versehen.
- **Konkavlinsen:**
  Linsen, deren Durchmesser in der Mitte am kleinsten ist; sie werden nach ihrer brechenden Wirkung **Zerstreuungslinsen** genannt und bei der Brillenverordnung mit einem – versehen (Abb. 2).

Je größer der Brechwert einer Linse ist, desto kürzer ist ihre Brennweite. Als Maß für den Brechwert einer Linse dient der Kehrwert der Brennweite. Eine Linse mit einer Brennweite von einem Meter hat den Brechwert 1:1 m oder eine **Dioptrie.** Eine Linse mit einer Brennweite von 2 Metern hat einen Brechwert von einer halben Dioptrie, eine Linse mit einer Brennweite von 50 cm einen Brechwert von 1:0,5 m = 2 dpt.

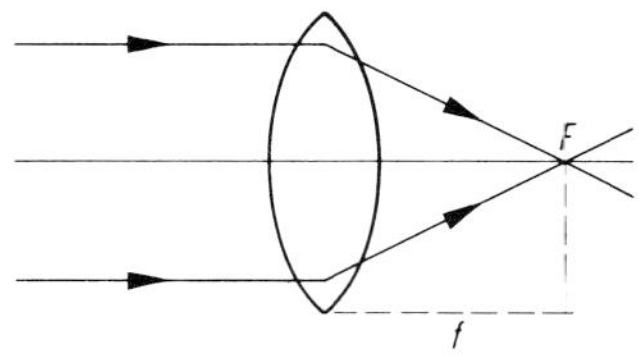

a

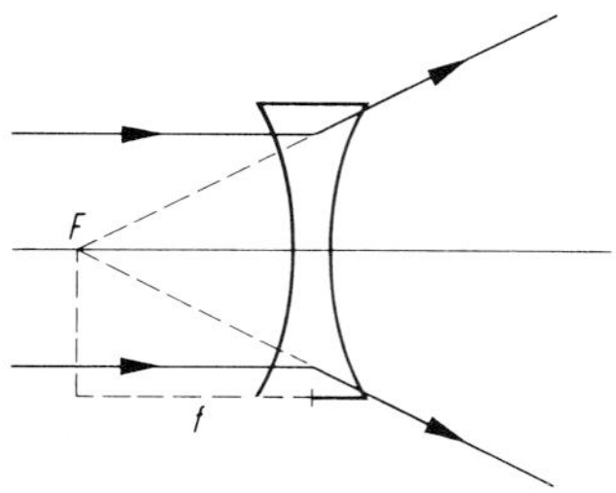

b

Abb. 2 Strahlengang durch eine Sammellinse und eine Zerstreuungslinse.

a) Die **Sammellinse** bricht die parallel einfallenden Lichtstrahlen so, daß sie im Brennpunkt vereinigt werden.

b) Die **Zerstreuungslinse** bricht die parallel einfallenden Lichtstrahlen so, daß sie zerstreut werden, als ob sie von einem vor der Linse liegenden Brennpunkt ausgingen.

F = Brennpunkt; f = Brennweite

Linse: optisches Instrument, welches ein Strahlenbündel zerstreut oder im Brennpunkt vereinigt.
Brennweite: Abstand zwischen Linsenmitte und Brennpunkt (gemessen in Meter).
Brechwert einer Linse: Kehrwert der Brennweite, Maßeinheit Dioptrie = dpt.

2.2 Sehschärfenprüfung

Das Auge arbeitet nach dem Prinzip einer Kamera:

Einfallende Lichtstrahlen werden gebrochen und im Brennpunkt vereinigt.

Die **brechenden Medien** des Auges sind:

1. die **Hornhaut,** die infolge ihrer Wölbung den größten Anteil am Gesamtbrechwert hat (43 dpt.),
2. die **Linse,** die dank ihrer Elastizität und ihrer Aufhängung am Ziliarmuskel ihren Brechwert ändern kann (ca. 16 dpt., ohne zu akkommodieren),
3. **Kammerwasser** und **Glaskörper,** die nur einen geringen Anteil am Gesamtbrechwert des Auges haben.

Optische Blende ist die **Iris,** welche je nach Bedarf eine enge oder weite Pupille einstellt. Der **Film** in der Kamera ist die **Netzhaut.** Es entsteht ein stark verkleinertes, umgekehrtes Bild, relativ scharf im gelben Fleck **(zentrale Sehschärfe),** mit wachsender Entfernung vom gelben Fleck in abnehmender Schärfe.

Unter der **Sehschärfe** versteht man die Fähigkeit des Sehorgans, zwei Punkte als getrennt wahrzunehmen (Trennschärfe). Sie ist an den Feinbau der Netzhaut gebunden. Der Winkel, unter dem ein Objekt gesehen wird, heißt **Sehwinkel.** Seine Mindestgröße, um zwei Punkte getrennt abzubilden, beträgt eine Bogenminute. Dies ist der 60. Teil eines Bogengrades, ausgeschnitten aus einem Kreis, dessen Halbmesser (Radius) gleich der Entfernung zwischen Auge und beobachtetem Objekt ist. Nach diesem Prinzip sind die **Sehzeichenproben** zur Prüfung der zentralen Sehschärfe konstruiert: Die Strichdicke des Sehzeichens beträgt eine Bogenminute, seine Größe 5×5 Bogenminuten (Abb. 3). Bei einer konstanten Prüfentfernung (z.B. 5 m) drückt man die Sehschärfe in einem Bruch aus, wobei die Prüfentfernung im Zähler und die Größe des gerade noch erkannten Sehzeichens im Nenner steht. Auch die Schreibweise in Dezimalbrüchen ist gebräuchlich. Also: Prüfentfernung 5 m, erkanntes Sehzeichen, ausgeschnitten aus einem Kreis mit Halbmesser 50 m: Sehschärfe 5/50 oder 0,1. Sehzeichen aus einem Kreis mit r = 4 m: Sehschärfe 5/4 = 1,25 (Sehschärfe eines Jugendlichen mit gesunden Augen). Vermeiden sollte man die Angabe der Sehschärfe in Prozent. Dies führt zu mißverständlichen Angaben, im letzten Fall z.B. zu 125%.

Ist das Sehvermögen so weit herabgesetzt, daß in 5 Meter Entfernung keine Sehzeichen erkannt werden, dann wird die Tafel in 1 Meter Entfernung angeboten (Sehschärfe: 1/50, 1/30, 1/20). Wird auch aus dieser Entfernung kein Sehzeichen mehr erkannt, prüft man, ob der Patient vorgehaltene Finger zählen kann oder wenigstens Handbewegungen wahrnimmt. Gelingt auch das

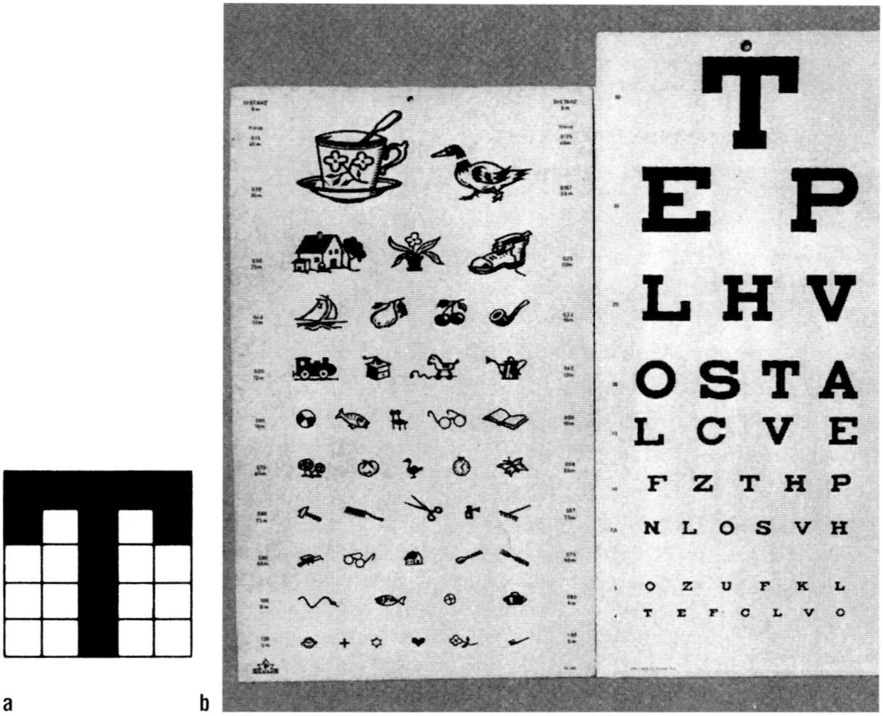

a b

Abb. 3 **a)** Konstruktionsprinzip eines Sehzeichens: Strichdicke: 1 Bogenminute, Größe des Sehzeichens 5×5 Bogenminuten, ausgeschnitten aus einem Kreis mit einem Halbmesser von 15 m. **b)** Sehprobentafeln mit Buchstaben und Kinderbildern.

nicht mehr, wird mit einer Taschenlampe geprüft, ob der Patient hell und dunkel unterscheiden kann. Erst die Unfähigkeit des Auges, Lichtschein wahrzunehmen, bezeichnet man als **Blindheit** im wissenschaftlichen Sinn **(Amaurose).**

Optisches Prinzip des Auges: Kamera.
Zentrale Sehschärfe: Fähigkeit des Auges, zwei Punkte gerade noch als getrennt wahrzunehmen, ausgedrückt in echten oder Dezimalbrüchen.
Sehzeichenproben: Zeichen mit einer Strichdicke von einer Bogenminute und einer Größe von 5×5 Bogenminuten.

2

2.3 Refraktion

Unter Refraktion versteht man das Verhältnis zwischen dem Gesamtbrechwert eines Auges und seiner Achsenlänge (Abb. 4).

Refraktionszustände

Stimmen Achsenlänge und Brechwert so überein, daß Strahlen von einem unendlich fernen Gegenstand **(Fernpunkt)** in der Netzhautmitte vereinigt werden, so ist das Auge **normalsichtig (emmetrop[9]).**

Ist die Achsenlänge im Verhältnis zum Brechwert zu groß, so werden die Strahlen vor der Netzhaut vereinigt. Der vorher im Unendlichen liegende Fernpunkt muß dem Auge angenähert werden, um auf der Netzhaut abgebildet zu werden. Das Auge ist **kurzsichtig (myop).**

Ist die Achsenlänge im Verhältnis zum Brechwert zu klein, so werden die Strahlen hinter der Netzhaut vereinigt. Der Fernpunkt müßte also „jenseits des Unendlichen" hinter dem Auge liegen. Das Auge ist **übersichtig (hyperop).**

Ein Kurzsichtiger wird bald auf seine Fehlsichtigkeit aufmerksam: Der Fernpunkt rückt in die Nähe, der Kurzsichtige sieht in die Ferne schlecht. Der jugendliche Weitsichtige hingegen kann seine Fehlsichtigkeit ausgleichen, indem er bereits beim Blick in die Ferne akkommodiert, d.h., den Brechwert seiner Linse erhöht (Abb. 4 b_1). Bei Kindern liegt die Refraktion häufig im hyperopen Bereich, sie akkommodieren also dauernd. Da mit der Akkom-

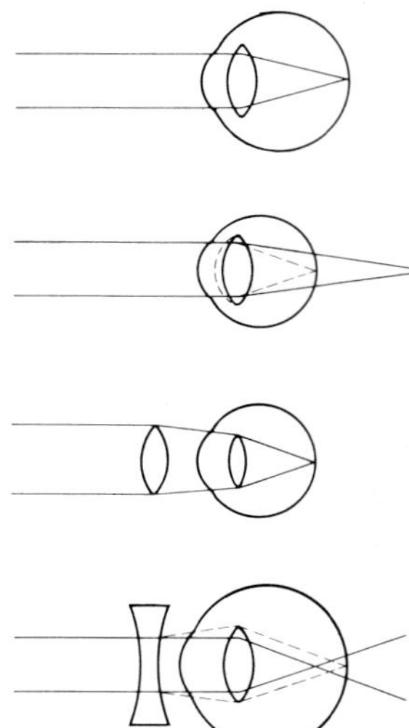

Abb. 4 Refraktionszustände und ihre Korrektion.

a) Emmetropie: Parallel einfallende Strahlen werden auf der Netzhaut vereinigt.

b_1) Hyperopie: Parallel einfallende Strahlen werden hinter dem zu kleinen Auge vereinigt. Die Linse muß, um die Strahlen auf der Netzhaut vereinigen zu können, ihren Brechwert erhöhen.

b_2) Hyperopie, Ausgleich durch eine Sammellinse.

c) Myopie: Parallel einfallende Strahlen werden vor der Netzhaut des zu großen Auges vereinigt. Ausgleich durch eine Zerstreuungslinse.

[9] Die Bedingung „unendlich fern" erfüllt bereits ein Objekt in einer Entfernung von 5 Metern.

modation eine Einwärtswendung der Augen (Konvergenz) verbunden ist (s. S. 20), kann sich aus einer Hyperopie ein **Einwärtsschielen** entwickeln. Der erwachsene Hyperope, dessen Linse nicht mehr die Elastizität der jugendlichen Linse aufweist, muß zum Ausgleich seiner Hyperopie mehr Anstrengung aufwenden. Er bekommt, vor allem bei längerem Lesen ohne Brille, Augenschmerzen.

Stabsichtigkeit (Astigmatismus)

Nicht immer ist die Hornhaut wie eine Kugel gewölbt. Die senkrechte Ebene kann stärker oder schwächer gekrümmt sein als die waagrechte. Das Auge entwirft dann verzerrte Bilder.

Eine hochgradige, kegelförmige Verkrümmung der Hornhaut **(Keratokonus)** muß mit einer Kontaktlinse korrigiert und in schweren Fällen durch eine Hornhautverpflanzung behandelt werden.

Altersweitsichtigkeit (Presbyopie[10])

Die *Akkommodationsfähigkeit* nimmt im Lauf des Lebens ab. Der Punkt, der bei maximaler Annäherung an das Auge noch scharf gesehen wird **(Nahpunkt),** rückt also mit zunehmendem Alter weiter weg. Beim Kind mit 17 dpt. Akkommodationsbreite liegt er bei 1/17 m = 6 cm, beim 45jährigen mit 3 dpt. Akkommodationsbreite in 1/3 m = 33 cm; beim 65jährigen, der überhaupt nicht mehr akkommodieren kann, liegt der Nahpunkt im Unendlichen. Bemerkt wird das Nachlassen der Akkommodation dann, wenn der Nahpunkt außerhalb der für das Lesen gewohnten Entfernung, 30 bis 40 cm, rückt. Man muß den Text weiter weghalten, „die Arme werden zu kurz". Beim Emmetropen tritt dies mit etwa 45 Jahren ein.

Brillenlehre

Fehlsichtige Augen bedürfen einer Sehhilfe, meistens in Form eines Brillenglases. Beim **Kurzsichtigen** verwendet man eine **Zerstreuungslinse,** beim **Weitsichtigen** eine **Sammellinse** (s. Abb. 4). Ein **astigmatisches** Auge korrigiert man mit Gläsern, die nicht aus der üblichen Kugellinse **(sphärisch[11]),** sondern aus einem **Zylinder** geschliffen sind und nur in einer Ebene Licht brechen. Sie werden in der benötigten Stärke und Achsenlage eingeschliffen. **Altersweitsichtige** benötigen zum Sehen in die Nähe ein Glas mit relativ sammelnder Wirkung. Beim Hyperopen wird der Wert seiner Fernbrille addiert, beim Myopen subtrahiert. Das Glas kann als einfaches Brillenglas oder als Nahteil in der unteren Hälfte des Brillenglases angefertigt werden. Eine solche **Zweistärken-** oder **Bifokalbrille[12]** hat den Vorteil, daß sie nicht ständig gewechselt werden muß, denn

[10] presbys (gr.) alt
[11] sphaira (gr.) Kugel
[12] focus (lat.) Brennpunkt

der Brillenträger hat durch den oberen Teil des Glases freien Blick für die Ferne, durch den unteren Teil erkennt er Schriftzeichen in der gewohnten Leseentfernung. Gemessen wird die Stärke eines Brillenglases mit dem **Scheitelbrechwertmesser,** einem in verschiedenen Ausführungen hergestellten, einfach zu beherrschenden Instrument.

Kontaktlinsen

Anstatt mit einer Brille kann man eine Fehlsichtigkeit mit einer Kontaktlinse korrigieren. Es handelt sich um dünne Linsen aus festem oder flexiblem Kunststoff, die dem Auge aufgesetzt werden. Die Linse wird so angepaßt, daß zwischen Linse und Hornhaut ein Tränenfilm zirkulieren kann. Die Linse schwimmt auf dem Tränenfilm. Kontaktlinsen bewirken in besonderen Fällen Sehverbesserungen, wie sie anders nicht zu erreichen sind (hohe Myopie, Astigmatismus, Keratokonus, einseitige Linsenlosigkeit). Näheres zur Handhabung der Kontaktlinsen s. Kap. 4.10.

Refraktionszustände: Emmetropie (Fernpunkt im Unendlichen), Myopie (Korrektion mit Zerstreuungslinsen), Hyperopie (Korrektion mit Sammellinsen). Hyperopie oft Ursache des Schielens im Kindesalter.
Presbyopie: Nachlassen der Akkommodationsfähigkeit, Nahpunkt rückt jenseits der Leseentfernung.

2.4 Gesichtsfeld

Versuch: Blicken Sie im Freien geradeaus auf einen festen Punkt, und bedecken Sie mit der Hand ein Auge. Sie bemerken, daß Sie von allen Seiten innerhalb eines oval umgrenzten Raumes Seheindrücke bekommen. Wollen Sie außerhalb dieses Raumes etwas erkennen, müssen Sie Blickbewegungen ausführen oder den Kopf drehen.

Unter dem *Gesichtsfeld* versteht man die Ausdehnung des Raumes, aus dem das Sehorgan bei fixiertem Blick Seheindrücke gewinnt. Die Ausdehnung ist von der Funktionstüchtigkeit des Auges, des Sehnervs, der Sehbahn und der optischen Gehirnzentren abhängig.

Zur groben **Prüfung** dient folgender Versuch **(Parallelversuch):** Untersucher und Testperson sitzen sich gegenüber. Der Untersucher, von dem bekannt sein muß, daß er ein normales Gesichtsfeld hat, bedeckt mit der linken Hand sein linkes Auge, die Testperson mit der rechten Hand ihr rechtes Auge. Mit dem linken Auge blickt sie ständig in das rechte Auge des Untersuchers. Dieser hält in der rechten Hand einen Wattebausch, den er außerhalb seines eigenen Gesichtsfeldes von verschiedenen Seiten her zwischen sich und der Testperson heranführt. Die Testperson gibt jedesmal ein Zeichen, wenn sie den Wattebausch bemerkt. Grobe Ausfälle im Gesichtsfeld lassen sich mit dieser Methode bereits nachweisen.

Zur genauen Prüfung des Gesichtsfeldes dienen besondere Instrumente **(Perimeter),** mit denen das Gesichtsfeld für Prüfmarken unterschiedlicher Größe, Helligkeit und Farbe geprüft werden kann. Über die klinische Bedeutung der Gesichtsfeldprüfung s. Kap. 12.4, 14.6 und 15.3.

Übung: Prüfen Sie gegenseitig das Gesichtsfeld im Parallelversuch!

Fragen

2

- Was versteht man unter der Sehschärfe, und wie wird sie geprüft?
- Was versteht man unter Kurzsichtigkeit, Übersichtigkeit, Altersweitsichtigkeit?
- Was versteht man unter dem Gesichtsfeld?

- Welches sind die brechenden Medien des Auges?
- Was verstehen Sie unter folgenden Begriffen: Dioptrie, Refraktion, Stabsichtigkeit, Amaurose, Perimeter?
- Wie korrigiert man ein kurzsichtiges, wie ein übersichtiges Auge?
- Welche Bedeutung hat die Hyperopie im Kindesalter?
- Nach welchem Prinzip ist eine Sehprobentafel konstruiert?
- Im Bett liegt ein 70 Jahre alter Patient und liest ohne Brille Zeitung. Wie ist das möglich?

3 Krankhafte Veränderungen der Augenstellung und der Augenbeweglichkeit

3.1 Augenstellungen

Blicken beide Augen bei gerader Kopf- und Körperhaltung geradeaus auf den Horizont, so befinden sie sich in *Primärstellung*. Aus der Primärstellung können die Augen mittels der Augenmuskeln in andere Positionen bewegt werden.

Für jede Position der Augen gilt: Treffen sich die Gesichtslinien beider Augen im Fixierpunkt, befinden sich die Augen im Zustand der **Orthotropie**[13]. Weicht die Gesichtslinie eines Auges ab, spricht man von einer **Schielstellung (Heterotropie).** Der Winkel, um den die Gesichtslinie des schielenden Auges aus der Orthotropie abweicht, heißt **Schielwinkel** (Abb. 5).

Ob ein Auge schielt, erkennt man mit Hilfe des **Abdecktests:** Der Patient wird aufgefordert, eine kleine Lichtquelle zu betrachten. Deckt man das auf die Lichtquelle gerichtete (fixierende) Auge mit der Hand ab, dann übernimmt das schielende Auge die Fixation. Es kehrt aus der Schielstellung mit einer raschen Bewegung in die Orthotropie zurück **(Einstellbewegung).**

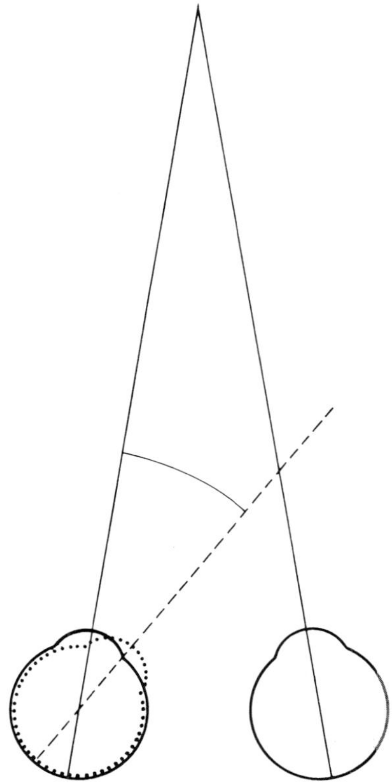

Abb. 5 Schielwinkel (nach *Krüger*): Orthotropie: Gesichtslinien beider Augen kreuzen sich im Fixierpunkt. Schielstellung: Gesichtslinie des schielenden Auges (gestrichelt) weicht aus der Orthotropie ab.

[13] orthos (gr.) gerade, tropos (gr.) Richtung

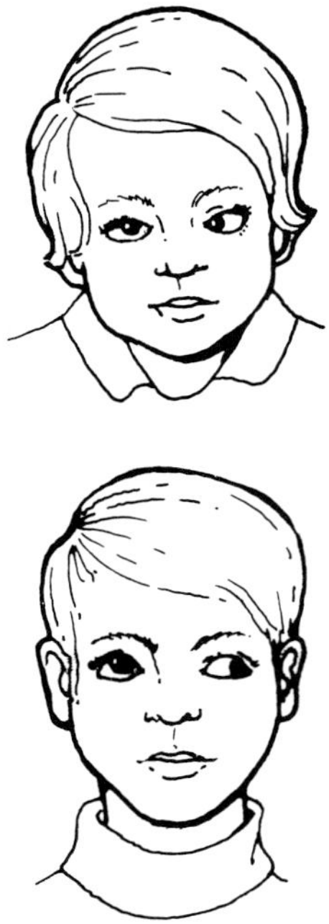

a

b

Abb. 6 Schielende Kinder:
a) Einwärtsschielen
b) Auswärtsschielen

Das fixierende Auge weicht unter der abdeckenden Hand in die Schielstellung ab. Das schielende Auge kann Einstellbewegungen ausführen: von

- innen (Einwärtsschielen, Strabismus convergens [Abb. 6a]),
- außen (Auswärtsschielen, Strabismus divergens [Abb. 6b]),
- oben,
- unten (Höhenschielen).

Man spricht von *Lähmungsschielen,* wenn dem Schielen eine Augenmuskellähmung zugrunde liegt, von *Begleitschielen,* wenn die Beweglichkeit der Augen in allen Blickrichtungen unbehindert ist.

Orthotropie: Gesichtslinien beider Augen kreuzen sich im Fixierpunkt.
Schielstellung: Die Gesichtslinie eines Auges weicht aus der Orthotropie ab.

3.2 Voraussetzungen des beidäugigen Sehens

Die vier geraden Augenmuskeln entspringen in der Tiefe der Orbita und setzen oben, unten, außen und innen im vorderen Drittel der Lederhaut an. Der obere und der untere schräge Augenmuskel gelangen aus der inneren Wand der Orbita an die Sklera, wobei der obere schräge Muskel um einen knöchernen Vorsprung der medialen Orbitawand (Trochlea) läuft (Abb. 7).

Ein kompliziertes Wechselspiel, an dem das ganze Sehorgan (s. Kap. 1) beteiligt ist, sorgt dafür, daß die Augäpfel von ihren Muskeln ständig in einer Lage gehalten werden, aus der dem Gehirn verschmelzbare Bilder aus den beiden Augen zugeleitet werden. Die Fähigkeit des Gehirns, die aus beiden Augen stammenden Bilder zu einem Bild zu verschmelzen, bezeichnet man als **Fusionsvermögen.**

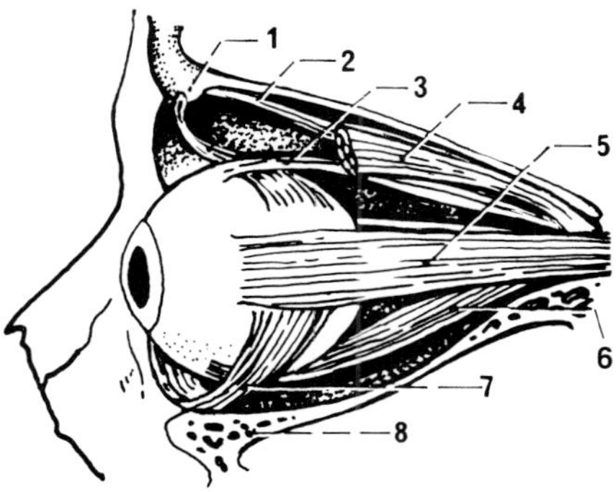

Abb. 7 Augenmuskeln
1 Trochlea
2 Sehne des oberen schrägen Muskels
3 Sehne des oberen geraden Muskels
4 Lidheber, abgetrennt
5 äußerer gerader Muskel
6 unterer gerader Muskel
7 unterer schräger Muskel
8 Orbitaboden

3.3 Lähmungsschielen

Die Störungen des Wechselspiels zwischen Sehen und Blickbewegungen seien am Beispiel einer Lähmung des äußeren geraden Augenmuskels (**Abduzenslähmung**[14], häufigste aller Augenmuskellähmungen) am rechten Auge erläutert: Der äußere gerade Muskel wendet das Auge nach außen.

Das rechte Auge folgt beim Blick von links nach rechts bis knapp zur Mittellinie. Dann bleibt es stehen, während sich das linke Auge weiter nach rechts bewegt.

Der Schielwinkel nimmt also von Beginn der Blickbewegung an in der Wirkungsrichtung des gelähmten Muskels zu. Das oben erwähnte Wechselspiel ist gestört. Das Gehirn bekommt von den Augen kein verwertbares beidäugiges Bild mehr angeboten, sondern von jedem Auge ein anderes: Es sind Bilder aus Netzhautpunkten mit „unterschiedlichen Raumwerten". Das Gehirn kann diese Bilder nicht mehr verschmelzen. Der Patient bemerkt ein **Doppelbild.** Der Abstand der beiden Bilder nimmt wie der Schielwinkel in der Wirkungsrichtung des gelähmten Muskels zu. Das Sehen von Doppelbildern ist für den Patienten sehr unangenehm. In den einfachsten für das tägliche Leben und erst recht für die Arbeit notwendigen Bewegungen ist er behindert, von dem verwirrenden, ungewohnten optischen Eindruck ganz abgesehen.

Verdeutlichen Sie die Situation eines Patienten mit Doppelbildern durch folgenden **Versuch:** Legen Sie auf der Tischplatte ein paar Bleistifte in unterschiedlicher Anordnung aus. Drücken Sie mit einem Finger der linken Hand vorsichtig durch das Oberlid gegen den Augapfel, bis Sie die Bleistifte doppelt sehen. Versuchen Sie mit der rechten Hand die Bleistifte zu ergreifen.

[14] abducere (lat.) wegführen

Die **Behandlung** einer Augenmuskellähmung ist langwierig. Im Anfang beschränkt man sich darauf, den Patienten von den lästigen Doppelbildern zu befreien (Augenklappe, Mattglas). Sofern sich während der folgenden Monate die Lähmung nicht zurückbildet, sind besondere brillenoptische Verfahren, oft aber auch eine Augenmuskeloperation angezeigt.

3.4 Begleitschielen

Andere Verhältnisse herrschen beim Begleitschielen. Das betrifft Ursache, klinisches Bild, Folgen und Behandlung dieser Krankheit, denn um eine solche, nicht etwa nur um einen Schönheitsfehler, handelt es sich. Eine der Ursachen, warum sich im Kindesalter eine Schielstellung entwickeln kann, haben wir bereits kennengelernt: die Hyperopie mit ständigem Akkommodieren und gleichzeitigem Konvergieren (s. Kap. 2.3). Unterschiede in der Refraktion der Augen können ebenfalls ein Schielen verursachen. Welche anderen Ursachen die Entwicklung des Begleitschielens beeinflussen und in welchen Strukturen des Sehorgans die Störungsquellen zu suchen sind, ist noch Gegenstand der Forschung. Wichtig ist, daß das Begleitschielen familiär gehäuft vorkommt. Es beginnt stets im Kleinkindesalter, einem Alter, in dem die bereits beschriebene Wechselbeziehung zwischen Sehen und Blickbewegungen noch nicht eingespielt ist. Im Gegensatz zum Lähmungsschielen kommt es nicht zu Doppelbildern, denn das Bild,

Tab. 3-1 Charakteristika von Lähmungs- und Begleitschielen

	Lähmungsschielen	Begleitschielen
Ursache	Erkrankungen der Augenmuskeln bzw. der sie versorgenden Nerven, z.B. bei Diabetes, apoplektischem Insult, Hirntumor, Schädeltrauma	Fehlerhafte Entwicklung des Wechselspiels zwischen Sehen und Blickbewegungen, Refraktionsanomalien (Hyperopie!)
Beweglichkeit	Befallenes Auge bleibt bei Bewegungen in der Wirkungsrichtung des gelähmten Muskels zurück	Beide Augen in allen Richtungen frei beweglich
Sehen	Doppelbilder, Sehschärfe bleibt erhalten	Keine Doppelbilder, Gefahr der Schwachsichtigkeit (Amblyopie)

welches das schielende Auge entwirft, wird im Gehirn unterdrückt. Sofern sich nicht beide Augen in der Fixation ständig abwechseln (alternierendes Schielen), wird stets das Bild desselben Auges unterdrückt. Geschieht dies über längere Zeit, so büßt das schielende Auge einen erheblichen Teil seiner Sehschärfe ein, es wird **schwachsichtig (amblyop).** Eine solche Schwachsichtigkeit kann man behandeln, sofern man früh genug damit anfängt. Wird sie erst entdeckt, wenn das Kind in die Schule kommt, ist es in der Regel zu spät. Die Charakteristika von Lähmungs- und Begleitschielen sind in Tab. 3-1 dargestellt.

Die augenärztliche Untersuchung eines Schielkindes ist noch aus einem anderen Grund wichtig: In seltenen Fällen ist das Schielen erstes Symptom eines bösartigen Netzhauttumors (**Retinoblastom,** s. Kap. 14.7), von dessen frühzeitiger Erkennung das Leben des Kindes abhängen kann.

Die **Behandlung** des Begleitschielens ist für Kind, Eltern und Arzt eine Geduldsprobe. Schielbehandlung ist innerhalb der Augenheilkunde ein Spezialgebiet, dem sich in Kliniken und Augenarztpraxen eigene *orthoptische Abteilungen* (bekannt unter dem Namen „Sehschule") widmen. Die Behandlung besteht in folgenden Maßnahmen:

1. **Ausgleich** eines **Brechungsfehlers mit** einer **Brille:** Nach Ausschalten der Akkommodationsfähigkeit durch

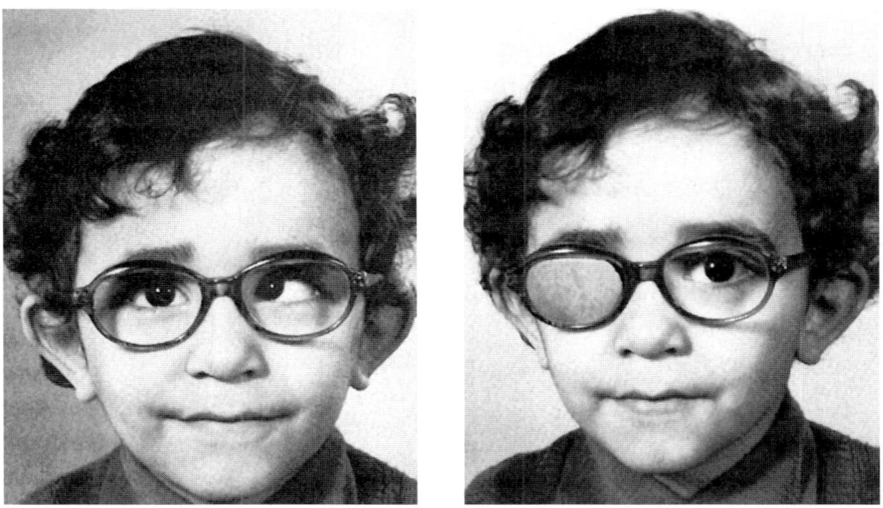

Abb. 8 Schielendes Kind mit Okklusionsbrille. Das führende Auge ist verdeckt und in die Schielstellung abgewichen, das zuvor schielende Auge fixiert.

Medikamente, die den Ziliarmuskel zeitweilig lähmen (Atropin u.a.), wird die Refraktion mit bestimmten Geräten (Skiaskop, Refraktometer) gemessen. Die Brille wird dem gemessenen Wert entsprechend verordnet.

2. **Behandlung** der **Schwachsichtigkeit:** Nach einem genauen Behandlungsplan und unter ständiger Kontrolle wird das führende Auge verdeckt (*Okklusion*, Abb. 8). Besondere Übungen *(Pleoptik)* in der „Sehschule" ergänzen die Behandlung.

   Gelegentlich wird der Begriff Sehschule von sogenannten Sehlehrern mißbraucht. Sie berufen sich auf die nachweislich falsche Lehre des amerikanischen Augenarztes William Horatio Bates, wonach es möglich sein soll, Menschen mit Brechungsfehlern zu einem guten Sehen ohne Brille zu verhelfen. Die Übungen (Bedecken der Augen, Augen schweifen lassen, in die Sonne schauen!) sind nicht nur sinnlos, sondern im letzten Fall auch gefährlich.

3. Wenn nötig, **Schieloperation:** Meistens werden zwei Muskeln mit entgegengesetzter Wirkung nach einer von Fall zu Fall festgelegten Dosierung operiert. Beim Konvergenzschielen wird der innere gerade Muskel am Ansatz abgetrennt und um einige Millimeter weiter hinten an der Lederhaut wieder befestigt, während der äußere gerade Muskel um einige Millimeter verkürzt und am Ansatz wieder angenäht wird.
4. Spezielle *brillenoptische Methoden* **(Prismenbrille)** werden vor oder nach der Operation zusätzlich verwendet.

Im günstigsten Fall erreicht man am Ende der oft Jahre währenden Behandlung, daß die Augen volles beidäugiges Sehen (räumliches Sehen) gewinnen. Oft muß man sich aber mit Kompromissen zufriedengeben. Vom Schielen zu unterscheiden ist die „physiologische Schielstellung" der Säuglinge. Die Augenbewegungen sind in diesem Alter unkoordiniert. Erst wenn die höheren Strukturen des Sehorgans herangereift sind, entwickelt sich das beidäugige Sehen.

3.5 Heterophorie (latentes Schielen)

Die Zusammenarbeit beider Augen kann auch gestört sein, ohne daß eine Schielstellung sichtbar wird.

Als Vergleich diene ein Fuhrwerk mit zwei Pferden: Solange der Kutscher beide Pferde am Zügel hält, ziehen sie beide in der gewünschten Richtung. Schläft der Kutscher ein, dann erschlaffen die Zügel, und die Pferde versuchen in alle möglichen Richtungen auszubrechen. Ähnlich können sich die Augen in einer individuell unterschiedlichen Ausprägungsstärke verhalten. Sie haben dann das Bestreben, eine Lage einzunehmen, aus der dem Gehirn keine verschmelzbaren Bilder mehr angeboten werden. Würden die Augen diese Lage einnehmen, so entstünde sofort ein Doppelbild. Das Gehirn übernimmt deshalb die Funktion des Kutschers: Es dirigiert die Augäpfel über die Augenmuskeln (= Zügel) in eine Position, aus der dem Gehirn verschmelzbare Bilder angeboten werden. Fällt die Zügelfunktion des Gehirns aus (Alkohol, Schädeltrauma), dann werden Doppelbilder wahrgenommen.

Die Neigung der Augen, in eine bestimmte Lage abzuweichen, bezeichnet man als *latentes Schielen* oder *Heterophorie*. Eine Heterophorie kann Beschwerden verursachen (Augenschmerzen, Kopfschmerzen) und bedarf dann der augenärztlichen Behandlung.

Fragen

3

- Was verstehen Sie unter Schielstellung?
- Wie befreit man einen Patienten mit einer Augenmuskellähmung von Doppelbildern?
- In welchem Lebensalter tritt das Begleitschielen auf?
- Welche Gefahr droht bei einem nicht rechtzeitig behandelten Begleitschielen?
- Aus welchen Gründen muß ein schielendes Kind frühzeitig vom Augenarzt untersucht werden?

- Wie weist man eine Schielstellung nach?
- Welche Ursachen einer Augenmuskellähmung kennen Sie?
- Erklären Sie die Entstehung der Doppelbilder beim Lähmungsschielen.
- Welche Behandlungsmöglichkeiten beim Begleitschielen kennen Sie?
- Welches sind die wesentlichen Unterschiede zwischen Begleitschielen und Lähmungsschielen?
- Was verstehen Sie unter Heterophorie?
- Warum sieht ein Betrunkener Doppelbilder?

4
Besonderheiten in der Pflege Augenkranker

4.1 Anwendung von lokal wirksamen Medikamenten (Tropfen, Salben)

Das **Ziel** der Medikamentengabe ist es, daß das Medikament an die gewünschte Stelle gelangt und dort verbleibt. Der Patient soll keine Schmerzen haben, es sollen hygienisch einwandfreie Bedingungen herrschen.

Augentropfen werden aus Pipettenfläschchen oder aus kleinen Plastikbehältern in den Bindehautsack geträufelt, nicht geschüttet! Der Patient liegt oder er sitzt mit leicht zurückgeneigtem Kopf. Der Behandelnde zieht mit einem Finger das Unterlid unter minimalem Kraftaufwand so weit ab, daß ein kleiner Bindehautsack entsteht. Um Berührungen zwischen dem Bindehautsack und der Pipettenspitze und damit deren Verunreinigung zu vermeiden, läßt man den Tropfen aus etwa 5 cm Höhe in den Bindehautsack fallen. Der Tropfen darf die Hornhaut nicht berühren, weil sonst sofort ein Lidschlußreflex ausgelöst wird. Nach einigen Sekunden wird der Patient aufgefordert, die Augen zu schließen und

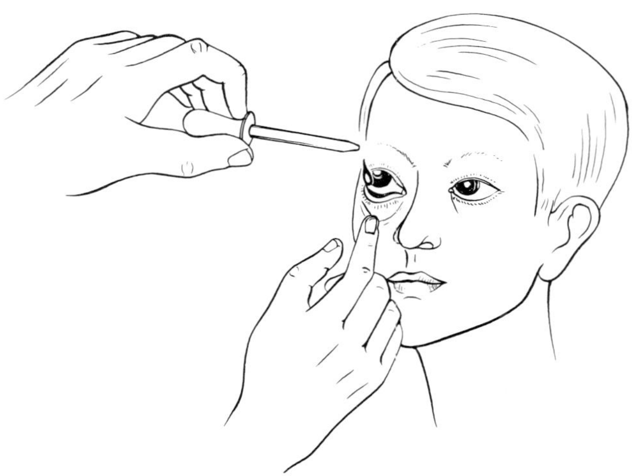

Abb. 9 Gabe von Augentropfen.

unter den geschlossenen Lidern die Augen hin- und herzurollen. Der Medikamentenfilm breitet sich dadurch gleichmäßig über die gesamte Bindehautfläche aus (Abb. 9).

Die Tropfenspender dürfen nicht unmittelbar nach Lagerung in kühler Temperatur verwendet werden, da sonst auf die Bindehaut ein Kältereiz einwirkt. Vielmehr sollte die Tropfflüssigkeit etwa **handwarm** sein. Tropfenflüssigkeiten, in denen die wirksame Substanz als Suspension aufbereitet ist, müssen vor der Applikation ausgiebig **geschüttelt** werden.

Augensalben werden in Form eines etwa 2 cm breiten Streifens entweder direkt aus der Tube (die Salbentube dann immer nur für denselben Patienten verwenden) oder besser nach Auftragen auf ein Glasstäbchen in den Bindehautsack eingestrichen. Die gleichnamige Hand des Behandelnden (am rechten Auge des Patienten die rechte, am linken Auge die linke) faßt mit zwei Fingern das Unterlid in der Mitte und zieht es leicht nach vorn. Es entsteht ein vertiefter Bindehautsack, in den die Salbe eingebracht wird (Abb. 10). Danach wird, während der Patient die Augen schließt, die Unterlidhaut weiter festgehalten und ein wenig nach vorn gezogen. Man vermeidet damit, daß die Salbe durch die Lidspalte hinausgepreßt wird. Erst wenn die Augen geschlossen sind und man sich überzeugt hat, daß keine Salbe aus der Lidspalte quillt, läßt man das Lid los. Dann hält der Patient beide Augen geschlossen, bis die Salbe sich verteilt hat bzw. bis der Verband angelegt ist.

Über die Nase hinweg wird nicht behandelt.
Heftiges Ziehen am Unterlid kann bei längerer Behandlungsdauer zu einer *Lidfehlstellung* (*Ektropium*, s. Kap. 6.2) führen.

4.2 Subkonjunktivale Injektion

Bei der Injektion eines Medikaments unter die Bindehaut (subkonjunktival) sind folgende Vorbereitungen zu treffen: Der Patient liegt. Das Auge wird

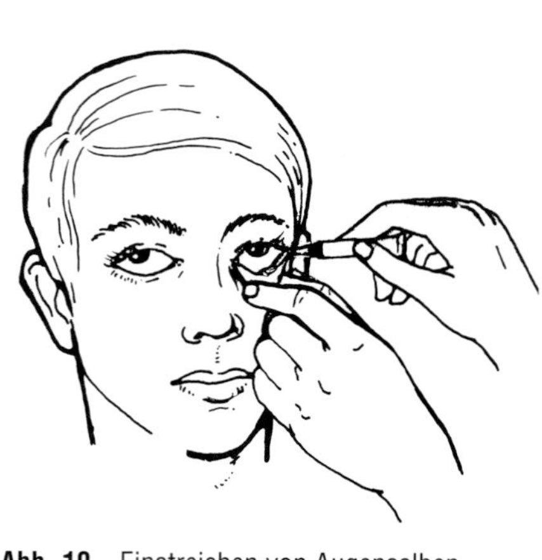

Abb. 10 Einstreichen von Augensalben.

mit Tropfen anästhesiert. In der ersten Spritze wird ein Lokalanästhetikum aufgezogen, von dem der Augenarzt etwa 0,2 ml vorspritzt, in der zweiten Spritze das Medikament.

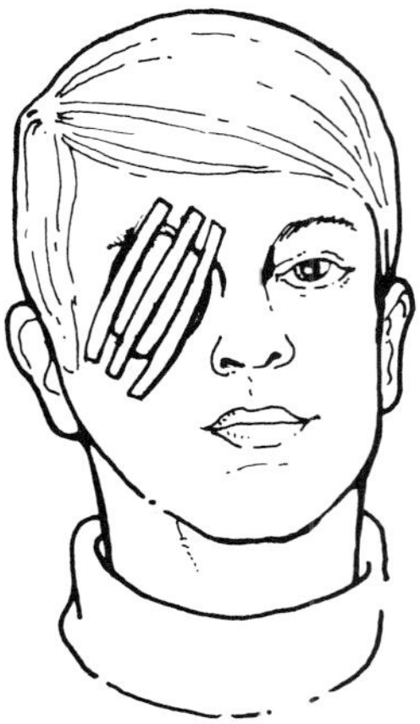

Abb. 11a Einfacher Augenverband.

4.3 Augenverbände

4

Für **einfache Augenverbände** verwendet man **ovale Augenkompressen,** die von oben innen nach unten außen aufgelegt und mit drei schmalen, am besten elastischen Pflasterstreifen befestigt werden. Das Pflaster soll einerseits straff genug gespannt sein, um die Lidspalte unter dem Verband geschlossen zu halten, andererseits nicht zu straff, weil es sich sonst unter den Bewegungen der mimischen und der Kaumuskeln löst (Abb. 11a).

Für **Druckverbände** verwendet man **zwei ovale Kompressen,** die aufeinandergelegt und mit breitem Spannpflaster befestigt werden.

Soll der **Verband gelöst** werden, dann wird das **Pflaster** nicht mit einem Ruck abgerissen, sondern **langsam ab-**

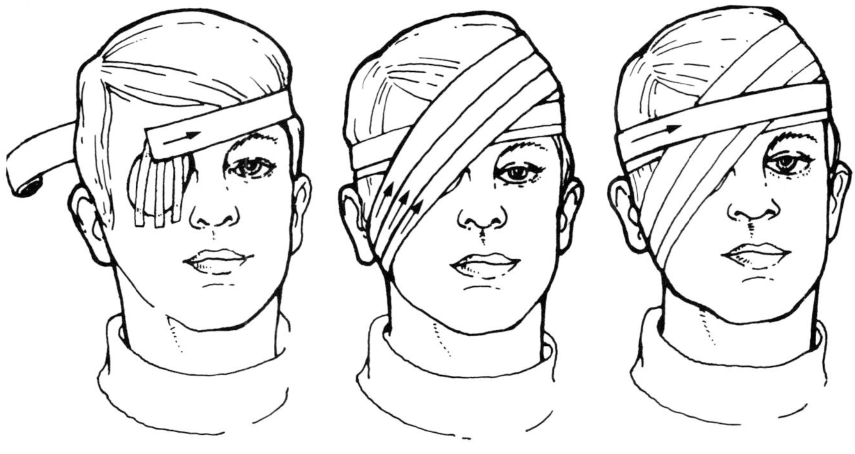

Abb. 11b Anlegen eines Druckverbandes.

gezogen, wobei die freie Hand unmittelbar am Pflasterrand die Haut unter leichter Gegenspannung hält.

Muß der Druckverband durch eine *elastische Binde* gesichert werden, geht man gemäß Skizze vor (Abb. 11b).

Uhrglasverbände (Anwendungsbereich s. Kap. 5.2 und Kap. 10.2) werden heute gebrauchsfertig hergestellt und sind ohne Schwierigkeiten anzubringen. Unter dem richtig angelegten Verband bildet sich eine feuchte Kammer aus: das Glas ist an der Innenseite mit Wassertropfen beschlagen (Abb. 12).

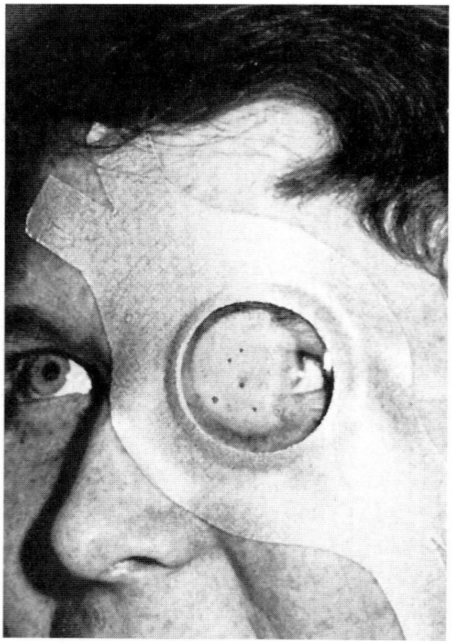

Abb. 12 Uhrglasverband.

4.4 Ektropionieren

Bereitet das Darstellen des unteren Bindehautsacks kaum Schwierigkeiten, so erfordert es am Oberlid Geschick und Übung. Der Patient muß während des ganzen Behandlungsganges nach unten blicken. Die gleichnamige Hand faßt das Oberlid an den Wimpern und zieht es nach unten. Die freie Hand drückt mit einem Glasstäbchen oder einem Streichholz drei Millimeter oberhalb des Wimpernansatzes auf das Lid. Jetzt wird mit der gleichnamigen Hand das Lid nach vorn und oben gezogen und um das Stäbchen gekippt (Ektropionieren).

Sobald man das Lid losläßt und der Patient wieder nach oben blickt, schnappt das Lid wieder in seine normale Stellung zurück. Es ist wichtig, diese Technik zu beherrschen, denn unter dem Oberlid setzen sich, vor allem in der Nähe der Lidkante, oft *Fremdkörper* fest (Abb. 13). Um die obere Umschlagsfalte darzustellen, bedarf es besonderer Instrumente (**Lidhaken** nach *Desmarres,* s. Abb. 16). Bei *Notfällen* (s. Kap. 17) kann man sich behelfen, indem man bei ektropioniertem Oberlid mit dem Finger am unteren Orbitarand durch die Haut gegen den Augapfel drückt. Dann stülpt sich die obere Umschlagsfalte aus.

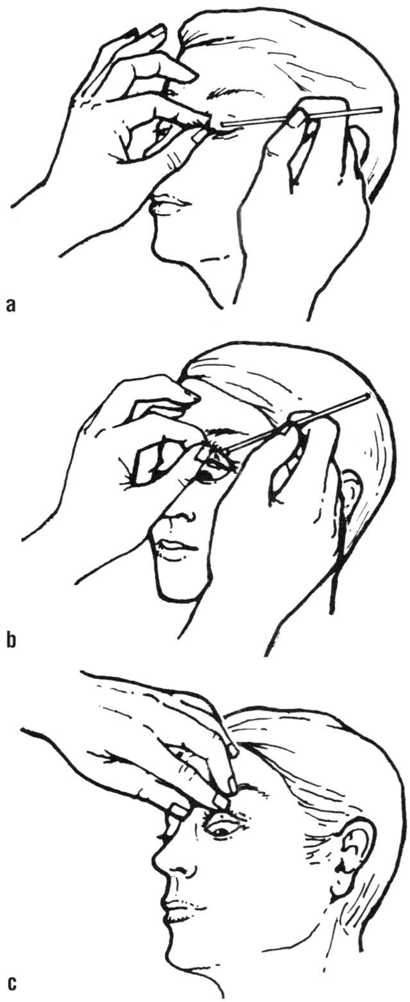

Abb. 13 Ektropionieren.

a) Vorziehen des Oberlides und Anlegen des Glasstäbchens

b) Umkippen des Oberlides: der Fremdkörper wird sichtbar

c) Das Oberlid bleibt bei Blicksenkung auch nach Herausnehmen des Glasstäbchens in seiner Position

4.5 Spülung

Zur Spülung eines Auges verwendet man am besten ein retortenförmiges Gefäß mit lauwarmem Wasser oder einen pulsierenden Wasserstrahl. Während der Spülung wird der Patient aufgefordert, die Augen hin- und herzurollen (Abb. 14).

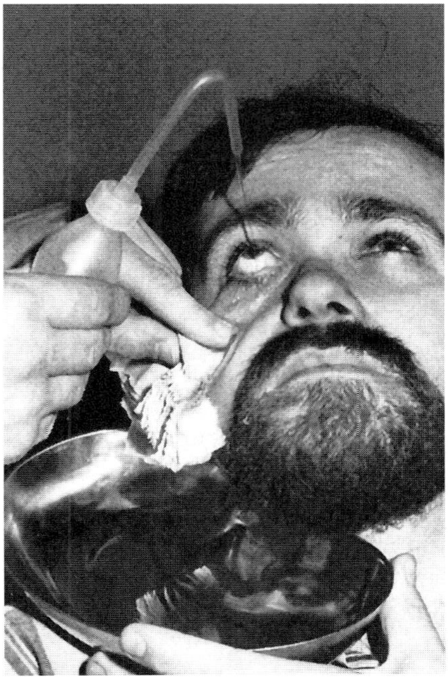

Abb. 14 Spülen eines Auges mit pulsierendem Wasserstrahl.

Der Patient blickt während dieser Spülphase nach oben. Der Wasserstrahl zielt genau in den unteren Bindehautsack. Die Spülflüssigkeit wird in einer Nierenschale aufgefangen.

4.6 Mithilfe beim Entfernen eines Hornhautfremdkörpers

Nach Anästhesie der Hornhaut wird der Fremdkörper unter Spaltlampenkontrolle entfernt. Der Helfer fixiert mit dem linken Arm den Kopf des Patienten. Die rechte Hand ist frei, um je nach Anweisung des Arztes die Lider zu spreizen (s. Abb. 15). Das gebrauchte Instrument wird anschließend sorgfältig von Fremdkörperresten gereinigt und dann sterilisiert.

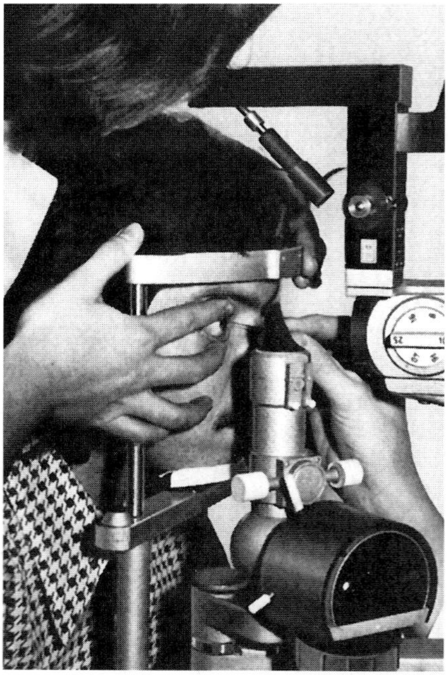

Abb. 15 Entfernen eines Hornhautfremdkörpers unter Spaltlampenkontrolle.
Die Schwester fixiert den Kopf des Patienten mit der linken Ellenbeuge. Die Lider werden mit Zeige- und Mittelfinger der rechten Hand gespreizt. Die Finger werden auf Ober- und Unterkante der Orbita abgestützt.

4.7 Maßnahmen vor und nach Augenoperationen

Besonders bei *Operationen mit* **Eröffnung der Vorderkammer** (Katarakt, Glaukom, durchbohrende Verletzungen) ist äußerste Sorgfalt geboten. Zur **Vorbereitung** dieser Operation werden die **Wimpernhaare abgeschnitten.** Man verwendet dazu eine kleine gebogene Schere, deren Schneiden man mit Vaseline oder Fettcreme bestreicht. Die abgeschnittenen Wimpern bleiben an der Schere haften und geraten nicht in den Bindehautsack. **Nach** der **Operation** müssen alle Bewegungen beim Tropfen, Salben und Verbinden vorsichtig ausgeführt werden. Der Patient wird auf jede bevorstehende pflegerische Handlung aufmerksam gemacht. Wird beim Verbandwechsel das Auge ausgewischt, so geschieht das mit einem mit Aqua dest. angefeuchteten Wattetupfer mit einer zarten Bewegung entlang der Unterlidkante von außen nach innen. Zur Sicherung gegen Stoß und Druck wird über die Kompresse eine Kapsel aus Metall oder Kunststoff geklebt.

Wird der Verband gelöst, darf das freigegebene Auge auf keinen Fall grellem Licht ausgesetzt werden.

Die pflegerischen Maßnahmen, die nach besonderen Augenoperationen notwendig sind, werden in den diesbezüglichen Kapiteln dargestellt.

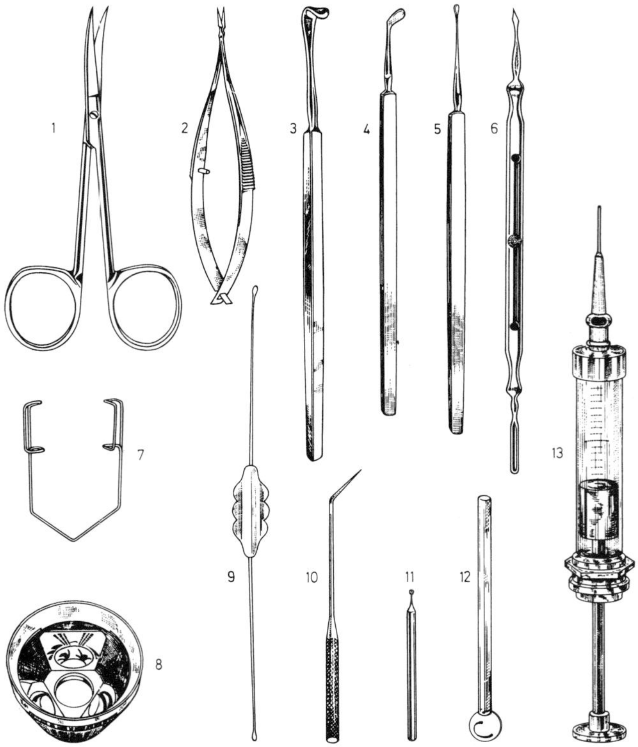

Abb. 16 In der Augenheilkunde gebräuchliche Instrumente.

1 gebogene Schere
2 Schere für Mikrochirurgie
3 Lidhaken nach Desmarres
4 Hockeymesser
5 löffelförmiges Instrument zum Entfernen von Fremdkörpern
6 Fremdkörperinstrument mit Lanze und Hohlmeißel
7 Lidsperrer
8 Dreispiegelkontaktglas
9 und 10 Sonde und Dilatator für Tränenwege
11 Rostrandfräse zum Aufsetzen auf einen Batteriemotor
12 Glasstab
13 Spritze mit Spülkanüle für Tränenwege

4

4.8 Blinde Patienten

Besondere Bedingungen sind beim Umgang mit blinden Patienten gegeben, insbesondere dann, wenn die Erblindung erst während des Aufenthaltes in der Klinik oder kurz zuvor eingetreten ist.

Allgemein gilt: Je jünger der Patient, desto eher gewöhnt er sich an die neue Situation. **Kinder** passen sich sehr schnell den neuen Gegebenheiten an und stehen bei entsprechender Förderung ihren Altersgenossen in ihren geistigen Fähigkeiten nicht nach. **Spät Erblindete** haben mit größeren Schwierigkeiten zu kämpfen und bedürfen einer verständigen Hilfe. Sie erstreckt sich auf die elementaren Dinge des täglichen Lebens: An- und Auskleiden, Essen, erste Orientierung im Zimmer, dann allmählich Fortschreiten innerhalb der Station, Gehen in der Ebene, auf Stufen. Die **Hilfeleistungen** sollen **wirkungsvoll, aber diskret** sein. Sie sollen sich auf jene Tätigkeiten beschränken, die der Blinde nicht selbst verrichten kann. Mitleidsbezeigungen sind ebenso zu unterlassen wie jede Bevormundung. Man erkläre dem Blinden, was man tut. In der Gegenwart eines Blinden spricht man mit ihm, nicht über ihn. Näheres über Blindenfürsorge siehe Kapitel 18 und 19.

4.9 Augenprothesen

Bei bestimmten Erkrankungen (bösartige Tumoren, absolutes Glaukom, Augapfelschrumpfung, schwerste Verletzungen) muß der **Augapfel entfernt** werden **(Enukleation).** In die Augenhöhle wird dann eine Augenprothese („künstliches Auge") eingesetzt. Es handelt sich um doppelwandige Glasschalen, die farbgleich zum Partnerauge und für die betreffende Augenhöhle passend angefertigt werden. Die nasale Seite der Prothese ist durch eine Einbuchtung (Trochlea) gekennzeichnet (Abb. 17). Die Prothese soll ständig ge-

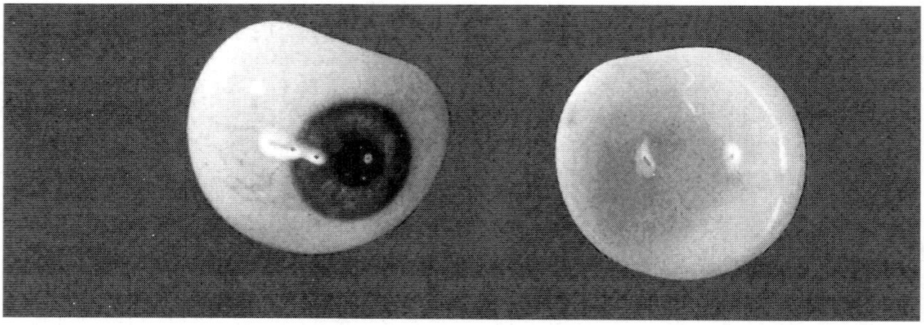

Abb. 17 Augenprothese, Außen- und Innenseite.

tragen und einmal täglich an der Innenseite mit Leitungswasser blank gesäubert werden. **Einsetzen** der Prothese: Die gleichnamige Hand faßt die Prothese an der breitesten Stelle und schiebt sie mit dem stumpfen Teil unter das Oberlid, welches von der freien Hand hochgezogen wird. Unter das Unterlid rutscht die Prothese anschließend fast von selbst. Ein geringes Abziehen des Unterlides genügt. Beim **Herausnehmen** drückt man mit einem Finger der gleichnamigen Hand durch das Unterlid unter den Rand der Prothese. Ein Finger der freien Hand übt währenddessen einen leichten Druck auf die Prothesenmitte aus. Die Prothese fällt heraus.

Vorsicht: Nicht über dem Waschbecken entfernen; Prothese zerbricht, wenn sie hinunterfällt! Weiches Tuch unterlegen.

Unmittelbar nach der Enukleation wird eine Prothese mit zentraler Öffnung eingelegt, was das Applizieren von Medikamenten erleichtert *(Lochprothesen).*

4.10 Kontaktlinsen

Eine Refraktionsanomalie läßt sich außer mit Brillengläsern auch mit Kontaktlinsen korrigieren. Kontaktlinsen sind aus Kunststoff gefertigt, es gibt sie in einer sogenannten formstabilen Ausführung und in einer weichen flexiblen Ausführung. Beide Linsentypen werden so angepaßt, daß sie **auf** dem **Tränenfilm schwimmen,** formstabile Linsen auf der Hornhaut, weiche Linsen auf Hornhaut und angrenzender Lederhaut. Dem Anpassen einer Kontaktlinse muß eine augenärztliche Untersuchung vorausgehen. Auch wenn die Linse gut vertragen wird, sind regelmäßige augenärztliche Kontrollen unerläßlich. Es können sich Veränderungen an der Hornhaut einstellen, ehe der Patient es bemerkt. Der Augenarzt kann mit seinem Biomikroskop, der Spaltlampe, auch feinste Veränderungen im Frühstadium diagnostizieren und entsprechende Maßnahmen einleiten. **Sauberkeit** und **Hygiene** sind im Umgang mit Kontaktlinsen **oberstes Gebot.** Zum Reinigen, Desinfizieren, Aufbewahren und Benetzen der Linsen sind geeignete Lösungen im Handel.

Einsetzen einer Kontaktlinse

Einsetzen der Linse (gleiche Technik bei eigenhändigem Einsetzen und beim Einsetzen durch eine Hilfsperson): Der Kopf ist nach vorne geneigt, das Auge blickt nach unten. Die gleichnamige Hand trägt auf der Kuppe des Mittelfingers die gereinigte und angefeuchtete Linse, wobei die konvexe Linsenfläche der Fingerkuppe aufliegt. Der Ringfinger zieht das Unterlid etwas nach unten. Die freie Hand faßt mit zwei Fingern das Oberlid und zieht es nach oben. Dann wird die Linse auf die Hornhaut gesetzt, der Finger wird zurückgezogen, wenn die Linse haftet (Abb. 18).

Entfernen einer formstabilen Kontaktlinse

Die gleichnamige Hand faßt mit zwei Fingern das Unterlid, die andere Hand das Oberlid. Die Augenlider werden durch Zug nach außen straff gespannt. Die Lidspalte muß so weit geöffnet bleiben, daß die Lidkanten sich gegen die Linsenränder stemmen. Die Linse fällt sofort heraus.

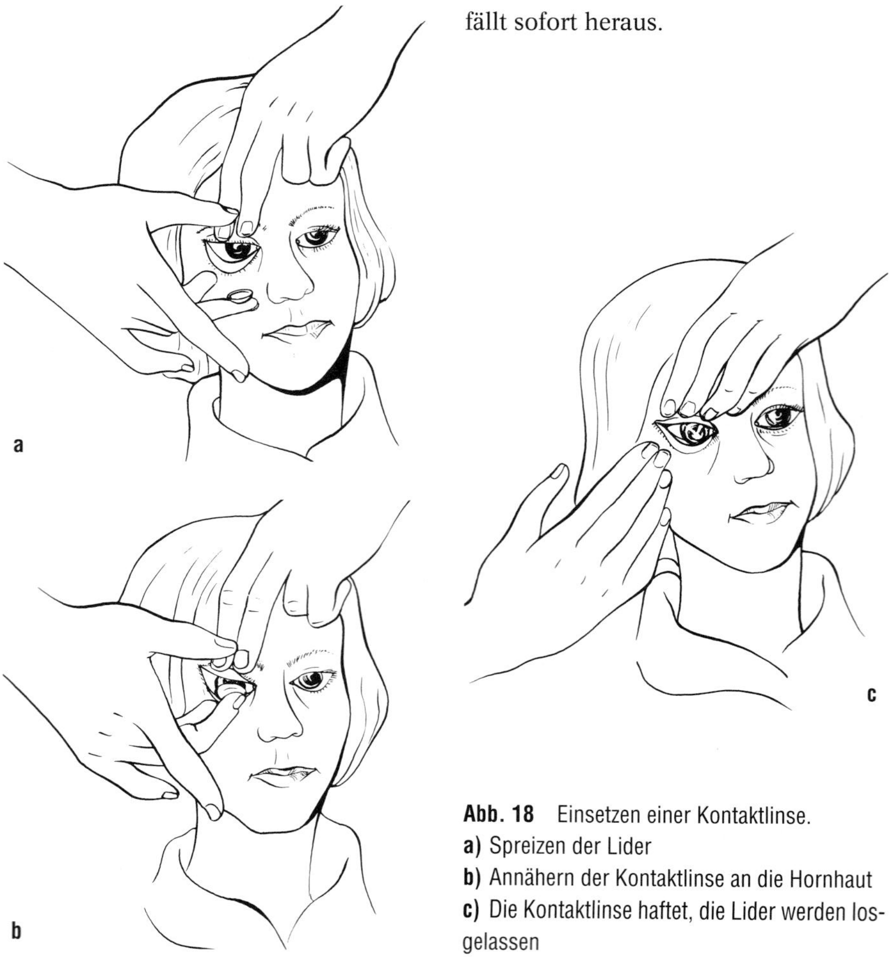

Abb. 18 Einsetzen einer Kontaktlinse.
a) Spreizen der Lider
b) Annähern der Kontaktlinse an die Hornhaut
c) Die Kontaktlinse haftet, die Lider werden losgelassen

Entfernen einer weichen Kontaktlinse

Die gleichnamige Hand faßt mit zwei Fingern das Unterlid, die andere Hand das Oberlid. Zwischen Daumenballen und Zeigefingerballen wird die weiche Kontaktlinse rechts und links gefaßt, mit einem zarten Druck nach vorne gewölbt und abgehoben.

Ist eine **Kontaktlinse verrutscht** und irgendwo in den Bindehautsack geraten, so muß der Linsenträger so lange Blickbewegungen ausführen, bis er die Linse gefunden hat. Prinzipiell muß er in die Blickrichtung sehen, in die die Linse entschwunden ist. Dann wird sie sich am ehesten wieder auf die Hornhaut aufsetzen. Zur Beruhigung: eine Kontaktlinse kann nicht hinter dem Auge verschwinden. Der Bindehautsack (Abb. 16) schließt die vorderen Augenabschnitte von der Augenhöhle ab. Entfernt wird sie in der beschriebenen Weise.

Heute werden auch sogenannte Einmallinsen angeboten, die nach zweiwöchigem Dauertragen gewechselt werden müssen. Diese Art von Kontaktlinsen ist bei unsachgemäßem Gebrauch oder mangelnder Hygiene gefährlich.

Wegen der Risiken beim Tragen von Kontaktlinsen (Unverträglichkeit, Entzündung, Infektion) sollen sich Kontaktlinsenträger regelmäßig augenärztlich untersuchen lassen.

4.11 Umgang mit Medikamenten

4

Augentropfen und Augensalben sollen so aufbewahrt werden, daß die Bedingungen der **Sterilität** soweit wie möglich **gewahrt** sind. Insbesondere sind Lösungen, in denen **Fluorescein** enthalten ist, stets verschlossen aufzubewahren, denn Fluorescein ist ein vorzüglicher Nährboden für Bakterien. *Antibiotika* und *pupillenwirksame Medikamente* haben bestimmte **Verfallszeiten;** sie müssen regelmäßig ersetzt werden. Daß Tropfen, die im Operationssaal verwendet werden, regemäßig erneuert werden, ist selbstverständlich. Besonders ist auf jene Medikamente zu achten, welche die Pupillenweite beeinflussen. Sie müssen so gelagert werden, daß **Verwechslungen** zwischen pupillenerweiternden Medikamenten (Mydriatika) und pupillenverengenden (Miotika) nicht möglich sind.

Vorsicht: Hinter ähnlich klingenden Namen verbergen sich Medikamente von unterschiedlicher Wirkungsintensität und Wirkungsdauer. Deshalb Ordination mitschreiben bzw. wiederholen.

Es ist darauf zu achten, daß alle Medikamentenspender (Tropffläschchen, Salbentuben) stets mit dem **dazugehörenden Verschluß versehen** werden. Verwechslungen können unangenehme Folgen haben. Wird eine Salbe ohne pupillenwirksames Medikament mit einer pupillenwirksamen kombiniert (z. B. Antibiotikum und Atropin), so trägt man auf den Glasstab zuerst das Antibiotikum und dann das Atropin auf. Man vermeidet dadurch, daß der Antibiotikumspender mit dem Atropin in Berührung kommt.

Wird eine Augensalbe bei verschiedenen Patienten angewendet, immer ein Glasstäbchen zum Auftragen verwenden. Kontaminationsgefahr!

4.12 Kleines Labor

Zum Nachweis eines Krankheitserregers oder bestimmter Zellen wird ein **Abstrich** *aus dem* **Bindehautsack** abgenommen.

Vorgehen: Ausglühen und Abkühlen der Platinöse. Eintauchen in den unteren Bindehautsack und unter leichtem Druck Herausführen der Öse. Ausstreichen auf einer umschriebenen Fläche auf dem Objektträger bzw. auf einem Nährboden. Objektträger und Nährboden werden sofort in das Labor gebracht. Wenn Transportmedien mit sterilem Watteträger vorhanden: Watteträger in den unteren Bindehautsack tauchen, ohne daß er mit der Haut in Berührung kommt. Dann sofort in das Transportröhrchen einführen.

Besondere klinisch spezifische Untersuchungen wie z. B. die Impressionszytologie werden an dieser Stelle nicht besprochen. Es empfiehlt sich das genaue Studium der Arbeitsanleitung.

Hornhautabstriche und Gewebsentnahmen aus dem Grund eines Hornhautgeschwüres werden vom Augenarzt an der Spaltlampe vorgenommen. **Vorbereitung:** Anästhesie der Hornhaut mit Tropfen. Bereithalten: Öse, Hockeymesser.

Übungen: Üben Sie gegenseitig unter Anleitung: Gabe von Augentropfen, Gabe von Augensalben, Anlegen eines Verbandes, Auswischen eines Auges, Ektropionieren des Oberlids, Spülen eines Auges, Einsetzen und Herausnehmen einer Kontaktlinse, Anfertigen eines Bindehautabstriches.

Tab. 4-1 Gebräuchliche pupillenwirksame Augentropfen

Medikament	Wirkungsweise	Wirkungs-dauer	typische akute Nebenwirkungen	Hauptrisiken
Mydriaticum, Stulln®, Mydrum®	Mydriasis	ca. 4 h	Blendung, Nahsehstörung	Glaukomanfall
Cyclopentolat Homatropin Scopolamin Atropin	Mydriasis, Akkommoda-tionslähmung	12–24 h 24–48 h 5–7 Tage bis 3 Wochen	Blendung, Nahsehstörung	Glaukomanfall, Hautrötung, Schwindel, Verwirrtheit
Neosynephrin, Mydrial®	Mydriasis, Pupille reagiert aber auf helles Licht	4 h	Blendung	Glaukomanfall, Blutdrucksteigerung, Angina pectoris
Kokain	Mydriasis, Pupille reagiert aber auf helles Licht	über 24 h	Hornhaut-anästhesie	Glaukomanfall
Re-Mydrial®	Miosis (kürzt Mydriasis ab)	4 h	rotes Auge	–
Pilokarpin, Glaucotat,® Carbachol	Miosis (Glaukom-behandlung)	6 h	Störung des Sehens in der Ferne, Nachtsehstörung, Schmerzen	verschlimmert Iritis, beschleunigt Kataraktbildung

Vorsicht: Unter Mydriatika darf kein Kraftfahrzeug geführt werden, mit Pilokarpin, Glaucotat oder Carbachol besteht bei vielen Patienten keine Eignung mehr, nachts ein Kfz. zu führen.

Fragen

4

- Was verstehen Sie unter subkonjunktivaler Injektion?
- Was ist bei der Aufbewahrung von Augentropfen und Augensalben zu beachten?
- Wie verhindert man, daß die Augensalbe bei ihrer Anwendung durch die Lidspalte wieder herausgepreßt wird?
- Welche Arten von Kontaktlinsen gibt es?
- Was ist das oberste Gebot beim Umgang mit Kontaktlinsen?

- Was ist beim Mischen von Salben ohne pupillenwirksames Medikament mit einer pupillenwirksamen zu beachten?

5 Erkrankungen der Augenhöhle

5

5.1 Bau und Inhalt

Die Augenhöhle *(Orbita)* bildet einen knöchernen Trichter. An ihrem Aufbau beteiligen sich sieben Knochen des Gesichtsschädels. Durch die Spitze der Orbita treten Sehnerv, Blutgefäße und Nerven ein. In der Tiefe der Orbita entspringen die geraden Augenmuskeln. Ferner enthält die Orbita Fett und verschiedene Stützbänder. Sie ist von einer Bindegewebsplatte *(Periorbita)* ausgekleidet, die sich nach vorne auf die Lider umschlägt und so den gesamten Raum um das Auge herum bindegewebig abschließt (s. Abb. 1b).

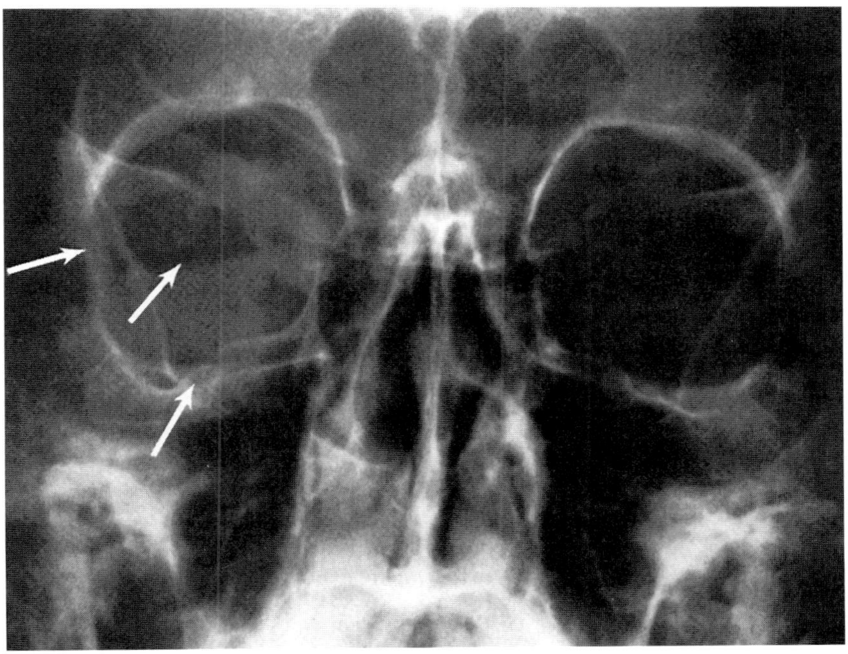

Abb. 19 Röntgenbild der Orbitae. Links normale Darstellung der Orbitagrenzen und der hinteren Wand mit der Fissura orbitalis, rechts Fraktur des Orbitabodens, der Seiten- und Hinterwand.

Aus diesem Grund breiten sich **Hämatome** im Orbitabereich immer nur in einer umgrenzten Fläche aus **(Monokelhämatom, Brillenhämatom).**

Vorsicht: Eine massive Blutung in die Orbita kann durch Druck auf den Sehnerv das Sehvermögen gefährden. Deshalb bei Verdacht auf intraorbitale Blutung Augenarzt zuziehen (chirurgische Intensivstation, Patienten mit schweren Gerinnungsstörungen).

5.2 Lageanomalien des Augapfels

Für die Lage des Augapfels in der Orbita sind neben der Form der knöchernen Höhle der Zug der Augenmuskeln und die Beschaffenheit des Orbitainhaltes verantwortlich. Die Lagebeziehung zwischen dem vordersten Teil des Augapfels, dem Hornhautscheitel, und der knöchernen Begrenzung der Orbita kann man mit bestimmten Instrumenten **(Exophthalmometer)** messen.

Durch Fehlbildungen, Entzündungen, Verletzungen und Tumoren kann der Augapfel in alle Blickrichtungen verdrängt werden. Der Augapfel kann weiter nach vorne treten **(Exophthalmus)** oder in die Augenhöhle zurücksinken **(Enophthalmus).** Je nach Sitz des verdrängenden Prozesses kann der Augapfel auch in horizontaler oder vertikaler Richtung verdrängt werden.

Enophthalmus

Zum Anophthalmus kommt es

a) bei **Frakturen** des **Orbitabodens** (s. Kap. 17.2),
b) bei einer bestimmten Erkrankung des *Halssympathikus* **(Horner-Syndrom),** wobei gleichzeitig die Pupille verengt ist *(Miosis)* und das Lid herabhängt *(Ptosis),*
c) bei **Schrumpfung** des **Orbitainhaltes oder** des **Augapfels** selbst, letzteres meist nach schweren Verletzungen.

Exophthalmus

Neben Struma und Fingertremor galt der Exophthalmus als Leitsymptom der **Schilddrüsenüberfunktion** *(Hyperthyreose, Basedowsche Krankheit):* Die Lidspalten sind weit geöffnet, die Augäpfel treten nach vorn; Entzündung, Austrocknung und, in schweren Fällen, Strangulation der Bindehaut, mitunter Augenmuskelstörungen (Doppelbilder!), ergänzen das Bild (Abb. 20).

Nach heutigen Erkenntnissen sind neben der Hyperthyreose noch andere hormonelle und immunologische Störquellen für das Entstehen eines Exophthalmus verantwortlich. Es ist deshalb der Begriff **„endokrine Ophthalmopathie"** gebräuchlich.

Diagnostik und Behandlung der endokrinen Ophthalmopathie erfordern eine enge Zusammenarbeit zwischen Radiologen, Nuklearmedizinern, Internisten, Chirurgen und Augenärzten.

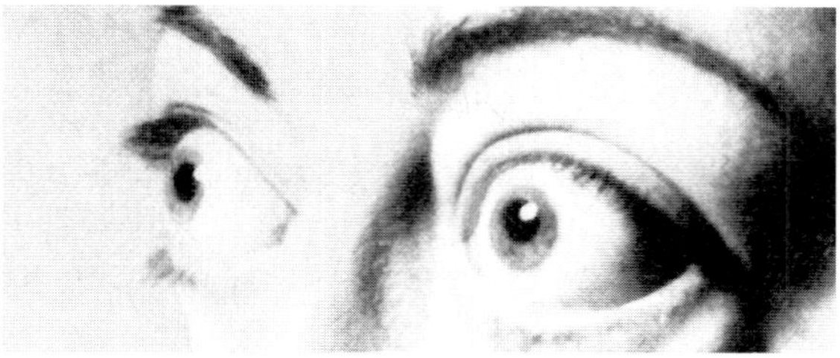

Abb. 20 Endokrine Ophthalmopathie: Exophthalmus, klaffende Lidspalte.

5

Zu den bisher bekannten, zumeist nuklearmedizinischen Untersuchungsmethoden sind heute *Ultraschall, Computertomographie* und *Magnetresonanztomographie* (Kernspin) getreten. **Behandelt** wird je nach Ursache und Schweregrad mit *Radiojod, Immunsuppression, Strumaresektion oder Orbitabestrahlung.*

In besonders schweren Fällen ist der Exophthalmus so stark ausgeprägt, daß die Lider nicht mehr geschlossen werden können (*maligner* Exophthalmus). Gefährliche Komplikationen (Austrocknen der Hornhaut, Hornhautgeschwüre, Sehnervenschäden) können ein chirurgisches Eingreifen notwendig machen.

Endokrine Ophthalmopathie: Exophthalmus verschieden starker Ausprägung aufgrund einer gestörten Regulierung des Schilddrüsenhormonstoffwechsels.
Gefahr: Austrocknen der Hornhaut.

Pflegerische Maßnahmen: Beobachten des Lidschlusses, vor allem während des Schlafes. Auf Anordnung: Einstreichen von Augensalben und Gabe von Augentropfen tagsüber, eventuell Anlegen eines Uhrglasverbandes, Ausschalten störender Doppelbilder durch Okklusion.

Während ein *doppelseitiger* Exophthalmus stets den Verdacht auf eine endokrine Ophthalmopathie lenkt, kann der *einseitige* Exophthalmus auch durch eine der folgenden Erkrankungen verursacht werden.

5.3 Tumoren

Bei den Tumoren der Orbitawand, des Orbitainhaltes und der benachbarten Gesichtsregionen kann es sich um *Fehlbildungen* (Dermoidzysten, Meningozelen), *entzündliche Tumoren* (Mukozelen, Pseudotumoren der Orbita), *gutartige* (Hämangiome, Lipome) und *bösartige Tumoren* handeln (Sarkome, Metastasen). Über die Möglichkeit der Verdrängungsrichtung des Augapfels s. Kap. 5.2.

5.4 Entzündungen

Wegen ihrer engen Nachbarschaft zu den Nasennebenhöhlen und der Schädelbasis beteiligt sich die Orbita an bestimmten Erkrankungen dieser Räume. Neben Verletzungen und Tumoren gilt dies besonders für bestimmte Entzündungen. Bei der **eitrigen Entzündung (Empyem)** *der Siebbeinzellen* kann es zu einer eitrigen Gewebseinschmelzung in der Orbita **(Orbitalphlegmone)** kommen (Tafel II/5).

Besonders gefährlich ist die von den Zahnanlagen ausgehende **Oberkieferosteomyelitis** *des Säuglings.* Kommt es dabei zu einer Orbitalphlegmone (Lidschwellung, Entzündung, Exophthalmus, Schmerzen, hohes Fieber), so besteht Lebensgefahr.
Behandlung: Antibiotika, Eröffnung der Phlegmone durch den Augenarzt.

Verdrängung eines Augapfels: Verdacht auf Tumor der Orbita.
Orbitalphlegmone: lebensgefährliche Erkrankung.

Übung: Studieren Sie am Schädelskelett Bau und Aussehen der Orbita sowie ihre Beziehung zu Schädelbasis und Nasennebenhöhlen.

- Was enthält die Orbita?
- Woran muß man bei schweren Blutungen in die Orbita denken?
- Was verstehen Sie unter endokriner Ophthalmopathie?
- Woran muß man bei einem einseitigen Exophthalmus denken?
- Wann kann es zu einer Orbitalphlegmone kommen, und welche Gefahr entsteht dabei?

- Welcher anatomischen Besonderheit verdankt das Monokelhämatom sein charakteristisches Aussehen?
- Wodurch kann ein Enophthalmus entstehen?
- Was verstehen Sie unter einem malignen Exophthalmus?
- Welche Möglichkeiten zur Behandlung einer endokrinen Ophthalmopathie kennen Sie?

6 Erkrankungen der Lider

6.2 Bau der Lider

Der Aufbau der Lider ist ihrer Funktion entsprechend kompliziert:

Unter der *Lidhaut* zieht ein *ringförmiger Muskel* **(Musculus orbicularis oculi)** durch Ober- und Unterlid. Er sorgt für den Lidschluß. Im Oberlid strahlen in den Ringmuskel Fasern des *Lidhebers* ein. Zwischen Muskelschicht und Lidbindehaut liegt eine derbe Bindegewebsplatte *(Tarsus),* aus welcher Drüsen **(Meibom-Düsen)** ihr Sekret in den Bindehautsack abgeben. Am Oberlid zieht außerdem ein glatter, das Lid hebender Muskel zum Tarsus. Oben und unten endet die **Periorbita** (s. Kap. 5.1) in der Höhe des Tarsus.

Beim Lidschluß liegen die Lider mit den Lidkanten, aus denen die *Wimpernhaare* **(Zilien)** entspringen, aufeinander. Die Lidkanten geben im inneren Lidwinkel eine Öffnung, die **Tränenpünktchen,** frei.

In der Lidkantennähe liegen **Schweiß-** und **Talgdrüsen.** Die *Innenfläche* der Lider ist vollständig mit **Bindehaut** ausgekleidet.

6.2 Fehlstellungen und Störungen der Lidbewegung

Epikanthus (Mongolenfalte)

Er findet sich gehäuft bei Kindern mit **Down-Syndrom** (trisomaler Mongolismus), kann aber auch bei gesunden Kindern im Säuglingsalter vorkommen. Bei manchen Kindern täuscht ein verbreiterter Nasenrücken einen Epikanthus vor.

Ptosis

Das **Oberlid hängt** ganz oder teilweise **herab** (Tafel I/3). Eine Ptosis[15] kann *angeboren* sein oder *im Verlauf anderer Erkrankungen* (Lähmung des Lidhebers, *Horner-Syndrom,* Tumoren der Orbita) auftreten. Wird bei der angeborenen Ptosis die Lidspalte so eng, daß das Auge keine verwertbaren Seheindrücke bekommt, droht, ähnlich wie beim Schielen, eine Schwachsichtigkeit. Deshalb ist eine fortwährende augenärztliche Überwachung notwendig. Die **Behandlung** besteht in einer das Lid hebenden **Operation,** die so vorsichtig geschehen muß, daß der Lidschluß nicht beeinträchtigt wird.

[15] ptosis (gr.) Fall, Sturz

Von der Ptosis zu unterscheiden ist das schurzfellartige Überhängen der Lidhaut im Alter *(Blepharochalasis)*.

Entropium

Zwischen den Fasern des Musculus orbicularis oculi liegen **Bindegewebsstränge**, die dem **Muskel** seine **Elastizität** verleihen. Wenn sich das Bindegewebe im Alter zurückbildet, verliert der Muskel seine Elastizität. Bei jedem Lidschlag schoppt sich Muskelgewebe gegen den Lidrand an: die **Lidkante kippt nach innen** (Entropium). Die Zilien kommen mit der Bindehaut und bei jedem Lidschlag mit der Hornhaut in Berührung (Tafel I/2). Der Patient hat Schmerzen und läuft außerdem Gefahr, eine **Hornhautentzündung** zu bekommen.

Behandlung: Operation durch den Augenarzt, wobei nach Resektion lidferner Haut das Unterlid unter eine dem Entropium gegengerichtete Spannung gesetzt wird. Die Technik richtet sich nach Schweregrad, Lokalisation und Ursache des Entropiums.

Eine *provisorische* **pflegerische Maßnahme** verschafft dem Patienten oft zeitweilige Erleichterung: Man klebt einen schmalen, ca. 5 cm langen Pflasterstreifen an der Unterlidmitte an und befestigt ihn unter Zug nach unten außen an der Wange. Das Lid kann nicht mehr nach innen kippen (Tafel I/5).

Größere Schwierigkeiten in der Behandlung bereiten Entropien, die nach Verletzung, insbesondere nach ausgedehnter Vernarbung der Lider entstanden. Auch ausgedehnte plastische Operationen haben nur begrenzte Erfolgsaussichten.

Ektropium

Der Altersumbau des Ringmuskels kann auch zur Folge haben, daß das **Lid** nicht einwärts, sondern seiner Schwere **nach auswärts gekippt** wird (Ektropium). Als lästig empfinden die Patienten ein **stetiges Tränenträufeln,** denn das untere Tränenpünktchen taucht nicht mehr in den Tränensee ein (s. Kap. 7 und Tafel I/1). Die **Behandlung** ist rein **operativ** und stützt sich auf ähnliche Methoden wie beim Entropium. Das Narbenektropium bereitet die gleichen Schwierigkeiten wie das Narbenentropium.

Ein Ektropium kann entstehen, wenn *bei der Applikation von Tropfen oder Salben* das Unterlid mit zu starkem Kraftaufwand abgezogen wird und wenn dies über längere Zeit geschieht (z.B. bei Patienten, die jahrelang wegen eines Glaukoms Augentropfen anwenden müssen).

Trichiasis

Ähnliche Beschwerden wie das Entropium kann eine **Fehlstellung der Zilien** bei regelrechter Lidkantenstellung bereiten (Trichiasis).

Behandlung: Entfernen der fehlstehenden Zilien.

Epikanthus: Sichelförmige Hautfalte um den inneren Lidwinkel.
Ptosis: Herabhängen des Oberlids, angeboren oder erworben.
Entropium – Ektropium: Einwärts- bzw. Auswärtskippen des Unterlids (Altersveränderung oder Folge einer Lidverletzung). Pflegerische Maßnahmen: bei Entropium eventuell Pflasterstreifen.
Lidverletzungen müssen vom Augenarzt versorgt werden, um späteren Lidfehlstellungen vorzubeugen.

6.3 Entzündungen

Lidhaut

Vorwiegend im Verlauf allergischer Entzündungen und akuter Exantheme kann es zu **Lidödemen** kommen.

Ein **Zoster** im ersten Ast des fünften Gehirnnervs ergreift auch das Augenlid (Tafel II/4). Über Komplikationen s. S. 63.

Bei der *Vakzineinfektion* nach Pokkenschutzimpfungen treten wasserhelle Bläschen auf, die sich eröffnen und schwerwiegende Entzündungen nach sich ziehen können.

Vorsicht: Es besteht die Gefahr einer Schmierinfektion; augenärztliche Überwachung ist daher notwendig.

Lidränder

Entzündungen der Lidränder **(Blepharitis)** können sehr hartnäckig sein. Je nach Schweregrad spricht man von Blepharitis squamosa (Schuppen, verklebte Lidspalten beim morgendlichen Erwachen) oder von Blepharitis ulcerosa (kleine Geschwüre, Ausfall von Wimpernhaaren). Die Behandlung mit Salben und Tropfen erfolgt durch den Augenarzt. Wissen sollte man, daß eine Blepharitis oft bei Erwachsenen mit einer nichtkorrigierten Hyperopie auftritt (ständiges Akkommodieren und Konvergieren, Augenschmerzen, unwillkürliches Augenreiben, ständige leichte Entzündung).

Liddrüsen

Akute Entzündung der *Schweiß- oder Talgdrüsen* **(Gerstenkorn = Hordeolum).** Unter sich steigernden Schmerzen schwillt das Augenlid an. Dann bildet sich ein erbsen- bis haselnußgroßer Knoten aus, der spontan aufplatzt und eitrigen Inhalt nach außen oder in den Bindehautsack entleert. Dauer vom Beginn der Erkrankung bis zur Eröffnung ca. drei bis fünf Tage (Tafel II/1).
Behandlung: Salben (Noviform oder antibiotische, Infrarotbestrahlung).

Vorsicht: Nicht eröffnen! Keine Verbände oder Augenklappen (Infektionsgefahr)!

Chronische Entzündung der *Meibom-Drüsen* **(Hagelkorn = Chalazion):** Der-

bes Knötchen von unterschiedlicher Größe, durch die Lidhaut tastbar bzw. sichtbar. Durch ständigen Druck gegen den Augapfel kann es zu Beschwerden führen.
Behandlung: Ausschneiden von der Bindehaut her. Zur Vermeidung einer Nachblutung Druckverband.

Feinste Verkalkungen der *Meibom-Drüsen* (**Grießkörner** *oder* **Kalkinfarkte**) können durch ständiges Reiben lästig werden.
Behandlung durch den Augenarzt: Schlitzen und Auskratzen.

Lidabszeß

Der Lidabszeß (Tafel II/2) entsteht entweder im Verlauf schwerer septischer Erkrankungen oder nach Bagatellverletzungen (Insektenstiche, Holzsplitter). Unter starken Schmerzen schwillt das Augenlid paragraphenförmig an. **Behandlung** (wie bei jedem Abszeß): **Inzision, Drainage, Antibiotika.**

Blepharitis: Entzündung der Lidränder.
Hordeolum: akute Entzündung der Talg- oder Schweißdrüsen.
Behandlung: konservativ.
Chalazion: chronische Entzündung der *Meibom-Drüsen.*
Behandlung: operativ.
Lidabszeß: Paragraphenform des Lides.
Behandlung: Inzision.

6.4 Tumoren

Gutartige Tumoren

Neben gutartigen Hauttumoren, die in jedem Lebensalter auftreten können, interessieren besonders die **Lidtumoren** des **Säuglingsalters:** Die **Dermoidzyste** ist eine prall elastische Fehlbildungsgeschwulst, meist am schläfenwärtigen oberen Orbitarand gelegen.
Behandlung: Entfernen durch den Augenarzt.

Verhalten und Prognose der **Hämangiome** sind je nach Art des Hämangioms verschieden. Oft reichen die Hämangiome bis tief in die Orbita. Während des ersten Lebensjahres können sich Hämangiome zurückbilden. Nimmt das Hämangiom eine Größe an, die es für das Sehen bedrohlich werden läßt oder zu einer Fehlstellung des Augapfels führt, muß es operativ oder durch Bestrahlung entfernt werden.

Bösartige Tumoren

Das **Basaliom** (Tafel II/3) ist ein nicht metastasierender, infiltrierend und zerstörend wachsender Tumor mit wallartigen Rändern und nabelförmigem, bisweilen nässendem Zentrum. Gefahr: schwere Zerstörung des Lides, Einbruch in tiefere Schichten.
Behandlung: Entfernen im Gesunden, oft plastische Deckung notwendig, daneben auch Gefrierbehandlung mit flüssigem Stickstoff.

Das **Stachelzellkarzinom** ist ein bösartiger, metastasierender Tumor.
Behandlung: Entfernen im Gesunden.

6.5 Xanthelasma

Das Xanthelasma[16] ist ein gelber, flach in der Haut liegender, kleiner Fleck. Es handelt sich um Fettablagerungen, häufig bei Lebererkrankungen, Fettstoffwechselstörungen und Diabetes mellitus.
Behandlung: Entfernen durch den Augenarzt, Rezidive jedoch häufig (Tafel I/4).

Bei sich vergrößernden oder blutenden Tumoren der Lider stets an einen bösartigen Tumor denken.

[16] xanthos (gr.) gelb

- Was verstehen Sie unter folgenden Begriffen:
  Ptosis, Entropium, Ektropium, Hordeolum, Chalazion, Xanthelasma?
- Mit welcher einfachen Maßnahme können Sie einem Patienten mit Entropium seine Beschwerden nehmen?
- Wie wird ein Hordeolum behandelt?
- Was soll man bei der Behandlung eines Hordeolums unterlassen?

- Welche Gefahr droht bei einer angeborenen Ptosis?
- Woran erkennen Sie einen Lidabszeß?
- Welche Lidtumoren des Säuglingsalters kennen Sie?
- Woran denken Sie, wenn ein Lidtumor schnell wächst oder blutet?

7
Erkrankungen der Tränenorgane

7.1 Produktion und Abfluß der Tränenflüssigkeit

Die **Tränendrüse** liegt im oberen äußeren Rand der Orbita mit einem Anteil innerhalb derselben und mit einem Anteil hinter dem Oberlid. Die Abgabe ihres Sekretes, der **Tränenflüssigkeit,** regelt ein Steuerungsmechanismus: Auslösender Reiz ist das Trockenheitsgefühl der Hornhaut, Reizantwort ist ein nervöser, über den Parasympathikus geleiteter Impuls, der die Drüse zur Sekretion anregt. Mit dem gleichzeitig erfolgenden Lidschlag wird die Tränenflüssigkeit über die Hornhaut gewischt. Von den **Tränenpünktchen** wird sie aufgesaugt und über die **Tränenröhrchen** in den **Tränensack** geleitet. Von dort fließt sie durch den **Tränennasengang** in die untere Nasenmuschel ab (s. Abb. 21). Im Schlaf ruht die Tränensekretion. Äußere Reize und psychische Erregung verstärken den Tränenfluß.

7.2 Prüfung der Tränenwege auf Durchgängigkeit

Nach der **Anästhesie** der Tränenröhrchen (Einlegen eines mit Schleimhaut-

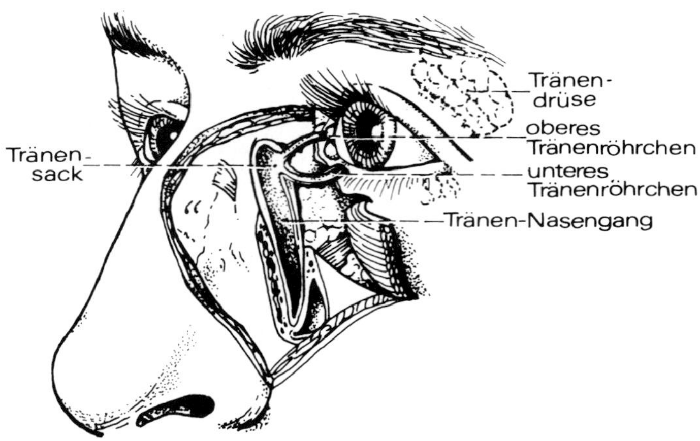

Abb. 21 Tränenorgane. Die Tränendrüse ist ihrer Lage entsprechend unter dem Lid und oberem Orbitarand eingezeichnet.

anästhetikum getränkten kleinen Wattetupfers in den inneren Lidwinkel) wird das untere Tränenpünktchen **mit** dem **Dilatator erweitert** und eine **Spülflüssigkeit** durch das untere Tränenpünktchen eingespritzt. Bei nach vorne geneigtem Kopf entleert sich die Flüssigkeit durch das gleichseitige Nasenloch.

7.3 Erkrankungen der Tränendrüse

Das trockene Auge

Wird Tränendrüsengewebe abgebaut und durch Bindegewebe ersetzt, so nimmt die Funktionstüchtigkeit der Tränendrüse ab. Bei völligem Versiegen der Tränenproduktion ist das Auge allein auf die spärliche Sekretion der Liddrüsen angewiesen. Das Auge ist trocken. Zum Umbau der Tränendrüse kommt es vorwiegend im Alter.

Im jugendlichen Alter ist die Erscheinung als krankhaft zu betrachten. Sie ist dann häufig mit einer gleichartigen Erkrankung der Speicheldrüsen, gelegentlich auch der Bauchspeicheldrüse, kombiniert und gehört in den Formenkreis der Kollagenosen.

Das **Auge** ist **ständig gereizt** und beim morgendlichen Erwachen **verklebt.** In schweren Fällen wird das Hornhautoberflächengewebe abgeschilfert **(Keratitis sicca).** Der ständige Reiz verleitet die Patienten oft zu der fehlerhaften Behauptung, daß ihre Augen dauernd tränen. Die Funktionstüchtigkeit der Tränendrüse prüft man mit dem *Schirmer-Test:* Ein 5 cm langer, nach Möglichkeit standardisierter Teststreifen, der in einer Länge von 5 mm geknickt ist, wird mit dem geknickten Ende in das Unterlid eingehängt. Der Patient hält die Augen 5 Minuten lang geschlossen. Währenddessen durchfeuchtet sich der Streifen je nach Sekretionstüchtigkeit der Tränendrüse. Eine Durchfeuchtung von weniger als 1,5 cm gilt als pathologisch.

Eine funktionstüchtige Tränendrüse allein garantiert noch keinen optimalen Flüssigkeitsfilm. Er muß den Schleim aus den Bindehautdrüsen und die Fettschicht aus dem Meibom-Drüsen der Lider enthalten. Fehlt auch nur eine dieser Komponenten, dann ist der Film instabil, und die Beschwerden ähneln denen des trockenen Auges.

Behandlung in allen Fällen: Ersatz des Tränenfilms durch spezielle Augentropfen, Ausschalten von Risikofaktoren (Bedingungen am Arbeitsplatz, Streßsituationen, allgemein und psychisch bedingte Krankheiten). Gefährlich ist die Selbstbehandlung mit rezeptfreien Augentropfen, die gefäßverengende Substanzen enthalten. Einer Phase der kurzfristigen subjektiven Besserung folgt ein nur schwer zu behandelnder Rückfall.

Entzündung

Die Entzündung der Tränendrüse tritt entweder im Gefolge anderer Erkran-

kungen auf, oder sie wird durch Erreger (Viren, Bakterien) hervorgerufen. Wie beim Lidabszeß kann das Augenlid paragraphenförmig anschwellen.
Behandlung: Bei nachgewiesenem bakteriellem Infekt Anbitiotika nach Verordnung, bei Abszedierung wie Lidabszeß.

Tumoren

Gutartige (Mischtumoren) und bösartige (Zylindrom, Karzinom) Tumoren wachsen der Lage der Tränendrüse entsprechend sowohl lidwärts als auch in die Orbita hinein. Der Augapfel wird aus seiner Lage verdrängt. Schnelles Wachstum lenkt den Verdacht auf einen malignen Prozeß.

7.4 Erkrankungen der ableitenden Tränenwege

Tränenwegsstenose des Säuglings

Wenn sich nach der Geburt der **Tränennasengang** nicht rechtzeitig **öffnet,** wird die **Tränenflüssigkeit** in den ableitenden Wegen **zurückgestaut.** Gestautes Sekret ist stets ein Nährboden für Bakterien: Es kommt zu einer **eitrigen Entzündung.** Der Eiter quillt bei Druck auf den Lidwinkel aus dem Tränenpünktchen. Die Augenlider sind gelb verborkt.

Die **Behandlung** muß alsbald durch den Augenarzt erfolgen. Nach Tropfanästhesie werden mit dem Dilatator die **Tränenpünktchen erweitert.** Dann wird mit einer Knopfsonde oder, unter stetigem Spülen, mit einer Spezialkanüle der Tränennasengang aufgesucht. Die Stenosen werden dabei gesprengt. Beachte Abb. 22, vor allem die richtige Fixierung des Säuglings an dem mit Watte gepolsterten Kopf an Armen und Beinen.

Nicht jede Tränenwegsstenose muß sondiert werden, denn häufig erweitern sich die ableitenden Tränenwege mit der Zeit von selbst. Die Entscheidung trifft der Augenarzt.

Entzündung des Tränensacks beim Erwachsenen

Beim Erwachsenen kann der Tränensack unter dem Bild einer **akuten eitrigen Entzündung** bis zur Ausbildung einer Phlegmone erkranken.
Behandlung: Anbtibiotika, Wärme, bei Phlegmone Inzision.

Nach akuten oder als Folge chronischer Entzündungen des Tränensacks kann eine *Stenose zwischen Tränensack und Tränennasengang* entstehen, die mit der Sonde nicht gesprengt werden kann. Lästiges Tränenträufeln und neue Entzündungen sind die Folge.

Behandlung: Operation, bei der ein breites Fenster in den Tränensack gelegt und aus der Nasenwand ein Knochenstück ausgestanzt wird. Es entsteht ein breiter Abflußweg.

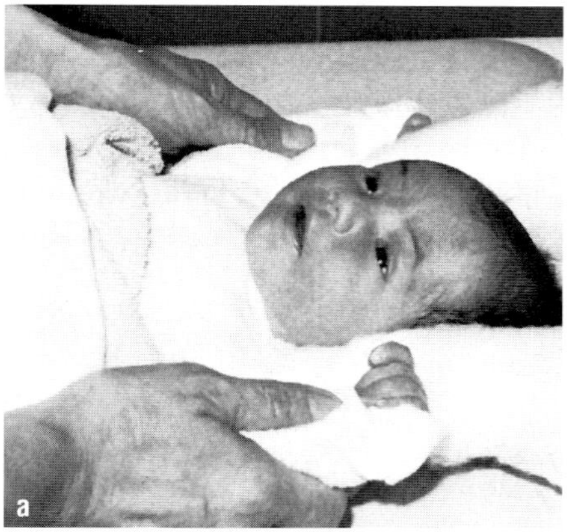

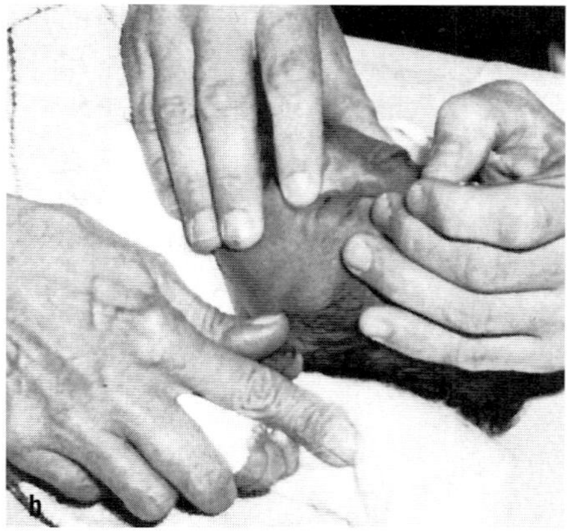

Abb. 22 Tränenwegssondierung beim Säugling.
a) Halten des Säuglings
b) Einführen der Sonde

Verletzungen der Tränenröhrchen

Bei Lidverletzungen, die das nasale Drittel des Lids betreffen, ist stets daran zu denken, daß eventuell das Tränenröhrchen durchtrennt ist. Sobald dieser Verdacht besteht, muß der Patient dem Augenarzt zur speziellen chirurgischen Versorgung vorgestellt werden.

Übungen: 1. Studieren Sie gegenseitig die Lage des oberen und unteren Tränenpünktchens.
2. Prüfen Sie Ihre Tränensekretion mit dem *Schirmer-Test.*

Trockenes Auge: mangelnde Sekretion der Tränendrüse mit mehr oder minder schwerer Entzündung von Bindehaut und Hornhaut.
Eitrige Augenentzündungen *mit Tränenträufeln beim Säugling:* Verdacht auf Tränenwegsstenose.
Rasch zunehmende Verdrängung des Augapfels *nach innen und unten:* Verdacht auf bösartigen Tumor der Tränendrüse.

Fragen

7

- Welche Beschwerden bereitet das trockene Auge?
- Wie äußert sich der Verschluß des Tränennasenganges beim Säugling?
- Welche Komplikationen drohen bei der akuten Tränensackentzündung?

- Welche Behandlungsmöglichkeiten kennen Sie beim Tränenwegsverschluß a) des Säuglings, b) des Erwachsenen?
- Wie macht sich ein Tumor der Tränendrüse bemerkbar?
- Wodurch wird die Tränensekretion ausgelöst?

8 Erkrankungen der Bindehaut

8

8.1 Entzündungen

Die **Bindehaut** dient als **Indikator** für jeden entzündlichen Prozeß am Auge **(rotes Auge).**

Reine Bindehautentzündungen **(Konjunktivitiden)** können neben den noch zu besprechenden Ursachen auch durch **Umweltreize** (Rauch, Staub, gechlortes Badewasser, klimatische Reize) bedingt sein.

Allergische Entzündungen

Grundleiden sind u.a. **Medikamentenüberempfindlichkeit, Heuschnupfen.** Die Bindehaut ist rot und oft blasig aufgequollen **(Chemose).** Lidödeme ergänzen das Bild. Allergische Konjunktivitiden treten auch bei lokaler Anwendung von **Kamille** am Auge auf.
Behandlung: spezifisch wirkende Augentropfen; wenn möglich, Behandlung des Grundleidens.

Conjunctivitis epidemica

Die Conjunctivitis epidemica ist eine **Virusinfektion,** die besonders häufig bei Kindern auftritt und in Schulen, Kindergärten und Wartezimmern übertragen wird. Gelegentlich gleichzeitig, meist mit ein bis zwei Tagen Abstand, erkranken beide Augen mit massiver Rötung der Bindehaut, einer glasigen Schwellung der halbmondförmigen Schleimhautfalte im inneren Lidwinkel **(Plica semilunaris),** gelblichen Borken an den Zilien und heftigen Schmerzen (Tafel III/1). Die Lymphknoten am Kieferwinkel schwellen an. Gelegentlich besteht leichtes Fieber. Während bei Kindern die Erkrankung folgenlos abklingt, kann sie beim Erwachsenen zu kleinen rundlichen **Infiltraten der Hornhaut** führen, die lange anhalten und das Sehvermögen beeinträchtigen können.
Behandlung: symptomatisch durch den Augenarzt.

Nach dem Berühren der entzündeten Partie müssen die Hände desinfiziert werden. Kontakte zwischen Erkrankten und Gesunden unterbinden.

Konjunktivitis bei Masern

Sie verschwindet in der Regel von selbst wieder. *Komplikationen* (schwere Hornhauterkrankungen) sind jedoch möglich. Bei einer nicht typisch verlaufenden Masernkonjunktivitis muß der Augenarzt zugezogen werden. Der Aufenthalt in einem abgedunkelten Raum mag für das Kind eine Erleichterung sein, beeinflußt aber den Verlauf der Konjunktivitis nicht.

Konjunktivitis bei Neugeborenen

Bei Neugeborenen kann während der ersten zwei Lebenswochen eine akute Konjunktivitis auftreten. Sie ist meistens **durch Chlamydien** bedingt (Einschlußkonjunktivitis), klingt gewöhnlich rasch wieder ab, kann sich jedoch auch als sehr hartnäckig erweisen. Der Augenarzt sollte in jedem Fall konsultiert werden.

Blennorrhö

Bringt eine mit *Gonorrhö* infizierte Mutter ein Kind zur Welt, so dringen während der Geburt **Gonokokken** durch die Lidspalten des Kindes ein. Nach zwei bis vier Tagen kommt es zu einer schweren eitrigen Entzündung (Blennorrhö), die sofortiger **antibiotischer Behandlung** unter augenärztlicher Kontrolle bedarf. Um der Entzündung vorzubeugen, tropft man Neugeborenen einen Tropfen 1%iger Silbernitratlösung in den Bindehautsack *(Credé-Prophylaxe)*. Die Credé-Prophylaxe ist nicht mehr überall gesetzlich vorgeschrieben. Sie kann, vor allem wenn nicht sorgfältig nachgespült wird, zu heftigen Entzündungen (Argentumkatarrh) führen. Auch im späteren Kindesalter, gelegentlich auch beim Erwachsenen, kann unter schlechten hygienischen Bedingungen oder aus mangelnder Vorsicht (gemeinsames Bad von Kind und gonorrhoisch infizierter Mutter) eine Blennorrhö auftreten.

Konjunktivitiden durch andere Erreger

Die **Pneumokokkenkonjunktivitis** (Tafel III/2) verläuft akut und unter Absonderung schmierig gelben Sekrets.
Behandlung: Nach Erregernachweis (Bindehautabstrich) Antibiotika lokal.

Weiße, festsitzende oder sich ablösende Beläge auf der Bindehaut *(Membranen, Pseudomembranen)* kommen bei bestimmten Konjunktivitiden vor **(Diphtherie, Aktinomykose, Erythema exsudativum multiforme).**

Trachom

In Europa seit Jahrzehnten nicht mehr auftretende, jedoch im Vorderen Orient noch weit verbreitete, schwere Augenkrankheit **(ägyptische Körnerkrankheit).**

Das Trachom wird **durch Chlamydien** hervorgerufen. Es ist hochinfektiös und verläuft chronisch über verschiedene Stadien.

Im Endstadium ist das Auge aufs schwerste verunstaltet (Narbenentropium) und praktisch blind. Die **Behandlung** (konservativ, operativ) richtet sich je nach dem Stadium, in dem sich das Trachom befindet.

8.2 Nichtentzündliche Veränderungen

Hyposphagma

Eine harmlose, wenngleich den Betroffenen oft beängstigende Erscheinung ist die spontane **Blutung unter** die **Bindehaut** (Hyposphagma). Sie verschwindet nach wenigen Tagen ohne Behandlung wieder (Tafel III/3).

Lidspaltenfleck

In Form und Größe unterschiedlich findet sich am nasalen Hornhautrand ein gelblicher, leicht erhabener Fleck in der Bindehaut. Dieser Lidspaltenfleck **(Pinguecula)** ist eine harmlose Veränderung, die keine Behandlung erfordert.

Flügelfell

Das Flügelfell **(Pterygium**[17]**)** schiebt sich als gefäßführender Bindegewebsstrang von nasal her auf die Hornhaut vor. Je näher der Kopf des Pterygiums der Hornhautmitte kommt, desto nachteiliger wirkt es sich auf das Sehvermögen aus.

Behandlung: Entfernung durch den Augenarzt.

Melanosis

Eine vermehrte Pigmentierung der Bindehaut bezeichnet man als Melanosis[18]. Sie hat an sich keine Bedeutung, sollte jedoch augenärztlich überwacht werden, da sie in seltenen Fällen maligne entarten kann (Melanom der Bindehaut).

[17] pteryx (gr.) Flügel
[18] melas (gr.) schwarz

Fragen

8

- Was verstehen Sie unter folgenden Begriffen: Gonoblennorrhö, *Credé-Prophylaxe*, Hyposphagma, Konjunktivitis?
- Wie äußert sich der Heuschnupfen am Auge?
- Was bewirkt die Kamille am Auge?
- Im Warteflur der Ambulanz bemerken Sie ein Kind mit knallroten, tränenden Augen und eitrig verborkten Lidern. Was veranlassen Sie?

- Welche Formen der nichtinfektiösen Konjunktivitis kennen Sie?
- Was verstehen Sie unter folgenden Begriffen: Chemose, Pterygium, Trachom, Lidspaltenfleck?
- Aus welchen Ursachen kann es bei einem Neugeborenen zu einer Konjunktivitis kommen?

9
Erkrankungen der Lederhaut

9.1 Entzündungen

Episkleritis

Die Episkleritis, die **Entzündung** der oberflächlichen **Skleraschicht,** ist in Aussehen und Verlauf von den Konjunktivitiden zu unterscheiden. In einem umschriebenen, meist sektorförmigen Bezirk treten die Bindehautgefäße und die Gefäße der nächst tieferen Schicht **(Episklera)** dick gestaut hervor. Ein bläulicher Farbton und gelegentlich eine leichte Erhabenheit (episkleritischer Buckel) ergänzen das Bild. Die Episkleritis neigt zu Reizidiven. Auch bei ausgedehnter Herdsuche ist die Ursache der Entzündung oft nicht zu ermitteln. Sie tritt aber gehäuft bei Erkrankungen des rheumatischen Formenkreises auf.

Behandlung: durch den Augenarzt je nach Form und Ausprägungsstärke.

Skleritis

Die Entzündung des **Lederhautgewebes** *(Skleritis)* ist seltener und kann zu schweren Veränderungen der Sklera bis zur Perforation führen. Ist die Sklera so stark verdünnt, daß sie sich vorwölbt und unter dem dünnen Gewebe Uvea sichtbar wird, spricht man von einem **Staphylom**[19].

Behandlung: je nach Ursache und Stadium. Bei Perforationsgefahr Aufnähen von Fremdsklera.

Eine dem Staphylom ähnliche Ausbuchtung findet sich bei der *hohen Myopie* (großer Augapfel, s. Kap. 14.2).

9.2 Farbveränderungen

Die gelbe Verfärbung der Skleren ist als hervorstechendes Merkmal des **Ikterus** bekannt.

Die *erhöht durchsichtigen Skleren Neugeborener* haben einen *bläulichen Farbton.* Eine Blaufärbung der Skleren im Kleinkindesalter lenkt den Verdacht auf eine Systemerkrankung (Knochenbrüchigkeit, Taubheit).

Episkleritis: Entzündung des Gewebes der oberflächlichen Skleraschicht.
Staphylom: Ausbuchtung und Verdünnung der Sklera.

[19] staphyle (gr.) Traube

Fragen

9

- Welche Formveränderung kann der Augapfel bei hoher Myopie erfahren?
- Welches Augengewebe färbt sich beim Ikterus gelb an?
- Was verstehen Sie unter einer Episkleritis?
- Welche Gefahren drohen bei einer Skleritis?
- Was verstehen Sie unter einem Staphylom?

10
Erkrankungen der Hornhaut

10.1 Abweichungen von der normalen Größe

Die Hornhaut, das Fenster des Auges, besteht aus mehreren Schichten, ist gefäßlos und extrem berührungsempfindlich. Ihr **Durchmesser** beträgt **ca. 11 mm.** Ein *verkleinerter Hornhautdurchmesser* findet sich bei Kindern mit hoher Hyperopie und bei einer Fehlentwicklung des Auges, dem **Mikrophthalmus** (s. Kap. 1.1). Eine *überdurchschnittlich große Hornhaut* beim Kind erweckt den Verdacht auf eine **Hydrophthalmie** (s. Kap. 12.5).

10.2 Entzündungen

Ulcus serpens

Aus mitunter geringfügigem Anlaß (infizierte kleine Hornhautverletzung) kann sich eine schwere Entzündung der Hornhaut mit Gewebsverlust und eitriger Einschmelzung entwickeln: das **Hornhautgeschwür** (Ulcus serpens[20]), das sich ausbreitet (Tafel IV/1). Das Auge ist hochrot, die Schmerzen sind stark. Schon mit bloßem Auge kann man den Defekt in der Hornhautoberfläche erkennen.

Bei genauerer Beobachtung erkennt man am Boden der Vorderkammer einen gelben Flüssigkeitsspiegel: Es handelt sich um Eiter, der von der hochgradig mitentzündeten Iris in die Vorderkammer abgegeben wird **(Hypopyon).**

Schreitet die Entzündung fort, dann besteht die **Gefahr** einer **Hornhautperforation.** Auch bei günstigem Ausgang kann das Auge schwerste Veränderungen zurückbehalten: Hornhautnarben, Verklebungen zwischen Iris und Hornhautrückfläche.

Behandlung: durch den Augenarzt; nach Hornhautabstrich und Erregernachweis lokale und allgemeine Anwendung von Antibiotika. Bei Perforationsgefahr oder bereits erfolgter Perforation großer Druckverband. Zur Behandlung der Begleitiritis s. S. 83.

Mykotisches Geschwür

Eine eitrige Hornhautentzündung, die über längere Zeit hinweg allen Antibiotika trotzt oder sich sogar verschlimmert, muß den Verdacht auf eine **Pilzinfektion** *(mykotisches Geschwür)* lenken. Besonderes Merkmal ist die Besiedelung der Hornhaut mit mehreren rundlichen Eiterinfiltraten. Die Aus-

[20] ulcus serpens (lat.) das kriechende Geschwür

breitung von Pilzen im Hornhautgewebe gehört mit zu dem Preis, den wir gelegentlich für die Anwendung der sonst so erfolgreichen Antibiotika und vor allem der Kortisonpräparate zahlen.
Behandlung: Abstrich und Kultur auf besonderen Pilznährböden, Gabe von speziell anzufertigenden Augensalben.

Ulcus serpens: akute, fortschreitende Entzündung der Hornhaut mit Geschwürsbildung. Schwerste Gefahr für den Erhalt des Auges.
Mykotisches Ulkus: durch Pilze verursachtes Geschwür.

Herpetische Entzündungen

Keratitis dendritica[21]

Eine Hornhautinfektion mit Herpesviren äußert sich folgendermaßen: Schmerzen, Verlust der Berührungsempfindlichkeit der Hornhaut, Aufschießen einer typischen, **bäumchenförmigen Entzündung** (Keratitis dendritica), die sich besonders deutlich in der Anfärbung mit *Fluorescein* darstellt (Tafel IV/2). Unbehandelt oder falsch behandelt führt diese Entzündung zu schweren Hornhautveränderungen bis zur Ausbildung eines Geschwürs **(metaherpetisches Ulkus),** das die gleichen gefährlichen Folgen haben kann wie das Ulcus serpens.

[21] dendron (gr.) Baum, keras (gr.) Horn

Verschlimmert wird die Krankheit, wenn man kortisonhaltige Salben und Tropfen verabreicht!

Behandlung: erfolgt durch den Augenarzt medikamentös mit besonderen in den Virusstoffwechsel eingreifenden Medikamenten, die in Salben- oder Tropfenform angewendet werden; eine weitere Möglichkeit ist die Verödung der Herpesbäumchen (Dampfkauter, Jodtouching, Abschaben des Hornhautepithels). Solange in der Folgezeit die Hornhautsensibilität noch nicht wiederhergestellt ist, wird eine *Brille mit Seitenschutz* getragen.

Keratitis disciformis

Zu einer anderen Verlaufsform kommt es, wenn die Hornhaut auf die Virusinfektion mit einer **Antigen-Antikörper-Reaktion** antwortet. Dann kommt es nicht zu einer oberflächlichen, defektbildenden Entzündung, sondern die tieferen Schichten der Hornhaut entzünden sich in einem flächigen, scheibenförmigen Bezirk (Keratitis disciformis). Rezidive sind häufig.
Behandlung: Verordnung von Kortisonpräparaten (Tropfen, Injektion unter die Bindehaut).

Oberflächliche Virusinfektion: Gefahr der Ulzeration, dichte Narben.
Tiefe Entzündung: keine Ulzeration, häufig Rezidive.

Zoster

Ein Zoster (s. Kap. 6.3) kann auch die Hornhautoberfläche befallen und dort zu Entzündungen mit Beeinträchtigung der Sensibilität führen.
Behandlung: Vorbeugen einer Sekundärinfektion unter fortlaufender augenärztlicher Kontrolle.

Keratitis neuroparalytica

Langanhaltende Störungen der Hornhautinnervation können zu einer besonderen Entzündung (Keratitis neuroparalytica) führen.
Behandlung: Salben, Tropfen; wenn nötig, Uhrglasverband, augenärztliche Kontrollen.

Keratitis e lagophthalmo

Wird die Hornhaut von den Lidern im Schlaf nicht mehr bedeckt bzw. tagsüber wegen fehlenden Lidschlags nicht mehr befeuchtet, so trocknet sie aus. Diese Gefahr besteht bei der **Lähmung des siebten Gehirnnervs** (**Fazialis,** vgl. Kap. 15.5), bei **malignem Exophthalmus** (Kap. 5.2) und beim **Narbenektropium** (S. 45). Zwar führen die Augäpfel schon beim Versuch des Lidschlusses eine Bewegung nach oben aus **(Bellsches Phänomen),** doch reicht dies nur bei einer geringfügig klaffenden Lidspalte aus, um die Hornhaut ganz unter dem schützenden Oberlid verschwinden zu lassen.

Einen von den Lidern nicht mehr bedeckten Augapfel bezeichnet man als **Lagophthalmus**[22], die dabei entstehende Hornhautentzündung als *Keratitis e lagophthalmo.* Unbehandelt kann sich aus dieser Entzündung ein Hornhautgeschwür mit allen Folgen entwickeln. Ein schlechter Allgemeinzustand (Patient unter Intensivpflege, nach Unfällen oder in zerebralem Koma) kann die Geschwürsbildung beschleunigen.

Folgende **pflegerische Maßnahmen** sollen getroffen werden: Anlegen eines Uhrglasverbandes und Beobachtung der Lidspalte im Schlaf, aber **kein Augenverband** wegen Gefahr der Hornhautverletzung.
Behandlung: nach ärztlicher Verordnung in leichteren Fällen tagsüber hoch visköse Augentropfen, zur Nacht Augensalbe; bei Geschwür Antibiotika.

Operative Behandlung: teilweises Vernähen der Lidspalten im äußeren Drittel (Tarsorrhaphie).

Schädigung der Hornhaut durch Lokalanästhetika

Werden über längere Zeit *Lokalanästhetika* verabreicht, so kann es zu einer schweren Entzündung der Hornhaut mit nicht mehr zu behebenden Folgen kommen.

[22] lagos (gr.) Hase

Keratitis e lagophthalmo: Entzündung der Hornhaut bei mangelhaftem Lidschluß.
Behandlung: Uhrglasverband, Überwachen, augenärztliche Kontrolle.
Lokalanästhetika: über längere Zeit verabreicht schädlich.

10.3 Erbliche Hornhauttrübungen

Sie können angeboren sein oder sich im späteren Leben entwickeln und treten isoliert oder im Zusammenhang mit anderen Krankheiten (Stoffwechselleiden, Fehlbildungen) auf.
Behandlung: In geeigneten Fällen Hornhautverpflanzung (Keratoplastik).

10.4 Arcus lipoides

Klinisch weniger wichtig, weil auf das Sehvermögen ohne Einfluß, ist der oft zu beobachtende Arcus lipoides **(Greisenbogen).** Er umgibt die Hornhaut an der Grenze zur Lederhaut als grauweißer Ring und besteht aus Fetten, die im Hornhautbindegewebe abgelagert sind (Tafel III/4).

10.5 Keratokonus

Wölbt sich die Hornhaut zu einem spitzen Kegel vor (Keratokonus), dann ist das Sehvermögen schwer beeinträchtigt (hochgradiger Astigmatismus, vgl. Kap. 2.3). Das Hornhautgewebe kann so weit verdünnt sein, daß Perforationsgefahr besteht.
Behandlung: In leichteren Fällen kann durch eine **Kontaktlinse** noch ein brauchbares Sehvermögen erzielt werden. In schweren Fällen, bei Perforationsgefahr oder bei Begleitentzündungen kommt eine **Keratoplastik** in Frage.

10.6 Eingriffe an der Hornhaut

Keratoplastik

Die **Verpflanzung von Hornhautgewebe** (Keratoplastik) erweist sich in vielen Fällen von angeborenen oder erworbenen **Hornhauttrübungen** als eine wirksame Maßnahme. Verbesserte Operationsverfahren haben die Chance der klaren Transplantateinheilung erhöht. Je nach Indikation wird das Transplantat (Leichenhornhaut, entweder direkt oder aus einer „Augenbank" entnommen) in unterschiedlicher Größe und Dicke eingenäht (Tafel IV/3). Bei Hornhauttrübungen nach schweren Verätzungen (vgl. Kap. 17.4) oder chronischen Entzündungen trübt sich das Transplantat oft schnell wieder ein. In verzweifelten Fällen versucht man dann, anstatt eines Transplantates einen durchsichtigen Kunststoffzylinder einzusetzen **(Keratoprothese).**

Ähnlich wie bei anderen Organtransplantationen kann auch der Erfolg einer Keratoplastik durch Abwehrmechanismen des Empfängerorganismus beeinträchtigt werden. Es stellen sich entzündliche Immunreaktionen ein, die das ursprünglich klare Transplantat trüben. Da man eine solche Entzündung schon frühzeitig erkennen und eindämmen kann, ist es dringend notwendig, daß sich die Patienten nach einer Keratoplastik regelmäßig augenärztlich untersuchen lassen.

Refraktive Chirurgie

Wie in Kapitel 2.2 besprochen, hat die Hornhaut den größten Anteil am Gesamtbrechwert des Auges. Schon lange fühlen sich die Augenchirurgen herausgefordert, den Brechwert der Hornhaut zu verändern und damit die Refraktion des Auges zu beeinflussen. Verschiedene Methoden wurden entwickelt:

1. Entnahme eines Hornhautscheibchens, Bearbeitung im gefriergetrockneten Zustand, anschließend wieder einnähen (Keratomyeleusis).
2. Aufnähen einer Spenderhornhaut (Epikeratophakie).
3. Radiäre Einschnitte mit einem Diamantmesser (radiale Keratotomie).
4. Periphere oder flächige zentrale Bearbeitung der Hornhaut mit einem Kaltlichtlaser (Excimer-Laser).

Diese Verfahren sind größtenteils technisch aufwendig und mit Risiken (erhöhte Blendempfindlichkeit, schlecht kalkulierbare Dauerresultate) behaftet. Die Frage, ob sich ein Patient einer solchen Behandlung unterziehen soll, kann nur vom Augenarzt nach sorgfältiger Prüfung aller Umstände geklärt werden. Der Eingriff kann durchaus sinnvoll sein (bei hohem Astigmatismus, einseitiger Linsenlosigkeit, hochgradigem Unterschied der Refraktionen beider Augen). Daran ändert auch die Tatsache nichts, daß sich viele Patienten ausschließlich in der Absicht, die ungeliebte Brille loszuwerden, dem Eingriff unterziehen.

Fragen

10

- Was verstehen Sie unter folgenden Begriffen: Ulcus serpens, Lagophthalmus, Keratoplastik?
- Wann droht eine Keratitis e lagophthalmo, und worauf ist in der Pflege besonders zu achten?
- Woran erkennen Sie ein Ulcus serpens, eine herpetische Hornhautentzündung, ein mykotisches Ulkus?
- Worin besteht die Behandlung und Nachbehandlung der Keratitis dendritica?
- Was bewirken über längere Zeit verabreichte Lokalanästhetika am Auge?

- Was verstehen Sie unter folgenden Begriffen: Hypopyon, Keratokonus, Arcus lipoides, Bellsches Phänomen, Keratoprothese, refraktive Chirurgie?

11 Erkrankungen der Linse

Die Linse kann, sofern sie nicht getrübt ist, mit bloßem Auge nicht betrachtet werden. Ihre Struktur und deren feinere Veränderungen lassen sich nur mit der **Spaltlampe** erkennen (Tafel IV/4).

11.1 Katarakt

Eine **Trübung der Linse** bezeichnet man als Katarakt[23] (lateinische Schreibweise: Cataracta) oder als „Grauen Star".

Altersstar

Der Altersstar ist die häufigste Form der Katarakt. Er beruht auf einer Trübung des Linseneiweißes und verläuft je nachdem, in welcher Linsenschicht er sich entwickelt.

In den Anfangsstadien klagen die Patienten über Sehverschlechterung, mangelhafte Farbeindrücke, in weiter fortgeschrittenen Stadien oft über störende Lichterscheinungen (Sehen eines „hell erleuchteten Christbaumes") oder über Doppelbilder, die auch nach Schließen eines Auges nicht verschwinden. Die letztgenannten Erscheinungen sind dadurch erklärt, daß an den vielgestaltigen Trübungsfiguren der Linse Licht gebeugt oder gebrochen wird. Im Verlauf bestimmter Katarakte nimmt der Brechwert der Linse zu, die Patienten werden zeitweilig kurzsichtig. Mehr und mehr verschlechtert sich dann das Sehen bis zur praktischen Erblindung (nur noch Erkennen von Lichtschein).

Staroperation

Die einzig mögliche Behandlung ist das **Entfernen der getrübten Linse,** die Staroperation.

Früher von reisenden Starstechern auf Jahrmärkten ausgeübt, hat sich die Operation heute zu einem technisch hochdifferenzierten Verfahren entwickelt. Operationsmikroskop, feinstes Nahtmaterial und ein spezielles mikrochirurgisches Instrumentarium gewährleisten ein höchstmögliches Maß an Operationserfolg. Früher wartete man mit der Operation, bis der Star „reif" wurde, d. h., bis Linsenkern und Linsenrinde total getrübt und ohne erkennbare Struktur waren (Tafel IV/5). Dann eröffnete man die Kapsel und entfernte an Linsenmaterial soviel man konnte *(extrakapsuläre Extraktion).* An ihre Stelle trat zunächst die intrakapsuläre Extraktion. Durch einen großen Schnitt an der Hornhaut-Lederhaut-Grenze wurde die Linse mit einer Pinzette, ab den 60er Jahren mit einem Gefrierstift gefaßt und restlos entfernt. Man brauchte nun nicht mehr zu warten, bis der Star reif war, sondern konnte dann operieren, wenn sich

[23] katarraktos (gr.) Wasserfall. Mittelalterliche Vorstellung: Das trübe Wasser senkt sich von oben herab über die Linse.

der Star für die Lebensgewohnheiten des Patienten als störend erwies. Heute greift man unter verbesserten Operationsbedingungen wieder auf die extrakapsuläre Technik zurück. Ziel der Operation ist, den Kapselsack zu erhalten. Die vordere Kapsel wird kreisrund eröffnet, der Kern entweder ausgepreßt oder mit Ultraschall zerkleinert und dann mitsamt der Rinde abgesaugt. In den Kapselsack wird in der Regel eine Hinterkammerlinse (Intraokularlinse; s. u.) eingepflanzt. Der Eingriff kann, sofern es die Bedingungen zulassen, ambulant erfolgen. Wenn sich nach der Operation die hintere Kapsel wieder trübt (Nachstar), dann kann mit einem Yag-Laser schnell Abhilfe geschaffen werden. Dieses Verfahren ist heute die Methode der Wahl. Der Operation geht eine Längenmessung des Auges mit Ultraschall voraus. Der Brechwert der Intraokularlinse wird per Computer ermittelt.

Bei der **Pflege frisch Operierter** ist auch heute noch große Vorsicht angezeigt. Die meist sehr alten Patienten sind extrem hilfsbedürftig. Sie sollen, vor allem bei Nacht, nicht ohne Hilfe das Bett verlassen. Bücken und Heben schwerer Gegenstände ist zu untersagen. Der Verband muß mit einer Kapsel gesichert werden. Beim Verbandwechsel ist jeder Druck auf das Auge zu vermeiden.

Linsenloses Auge

Die Linse muß in ihrem gesamten Brechwert ersetzt werden. Dies geschieht heute, indem an dem Ort der entfernten Linse eine Kunststofflinse eingesetzt wird, das heißt zumeist in die hintere Augenkammer direkt hinter der Pupille (s. Tafel V/5 Hinterkammerlinse und Tafel IV/6 Staroperation mit Phakoemulsifikation). Auf diese Weise sind naturgetreue Abbildungsverhältnisse gewährleistet. Ganz anders war das in den Zeiten, als die Linse durch ein Brillenglas ersetzt werden mußte. Ein Starglas (für einen Normalsichtigen +12 dpt) bildet alle Gegenstände vergrößert ab; die Patienten sind beim Gehen unsicher, greifen oft daneben. Schon während des Aufenthaltes auf der Station müssen die Patienten unter Anleitung der Schwester lernen, sich an die Starbrille zu gewöhnen. Bestand nur an einem Auge eine Katarakt und wurde diese entfernt, so ist es nicht möglich, die **einseitige Linsenlosigkeit** mit einer Starbrille zu korrigieren. Die Bilder, die von dem normalsichtigen Auge und dem Auge mit Starbrille entworfen werden, weichen in ihrer Größe zu stark voneinander ab, um zu einem Bild verschmolzen zu werden. In solchen Fällen muß man zur Korrektion des operierten Auges eine *Kontaktlinse* verwenden, die dem Auge direkt aufsitzt und nur eine geringe Bildvergrößerung bewirkt.

Katarakt bei Allgemeinleiden

Neben dem Altersstar treten Katarakte auch bei verschiedenen Allgemeinleiden (Diabetes mellitus, Tetanie, Myotonie, endogenes Ekzem, Langzeitbehandlung mit Kortison) auf.

Katarakt durch äußere Einwirkung

Äußere Einwirkungen, die zu Linsentrübungen führen können, sind: Ultraviolett- und Infrarotstrahlen (Feuerstar), Röntgenstrahlen, Starkstromverletzung sowie stumpfe und durchbohrende Verletzungen (s. Kap. 17).

[24] phakos (gr.) Linse

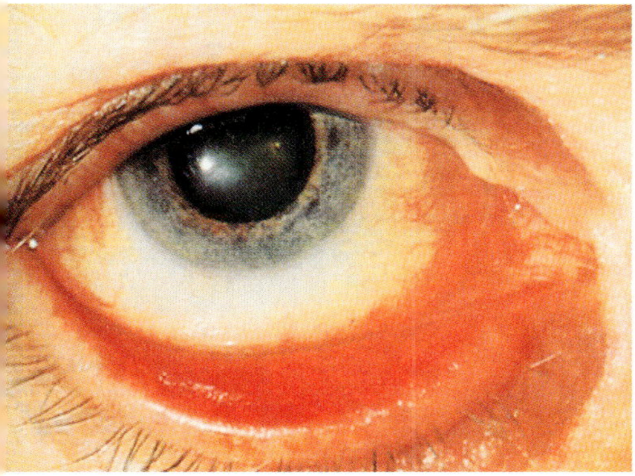

Abb. I/1 Ektropium. Das untere Tränenpünktchen ist nach außen gekippt.

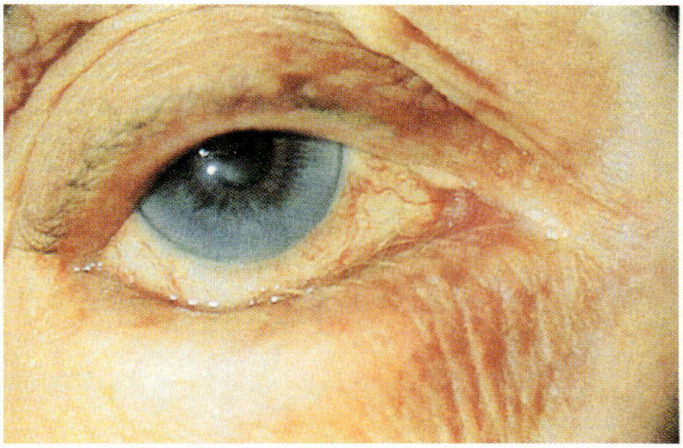

Abb. I/2 Entropium. Lid nach innen gekippt. Zilien scheuern am Augapfel.

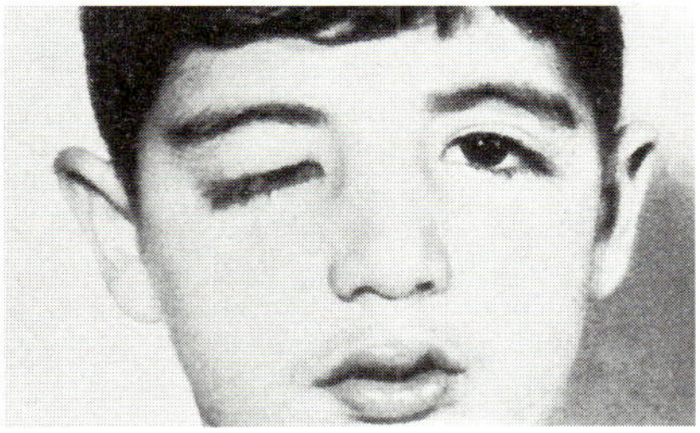

Abb. I/3 Angeborene Ptosis.

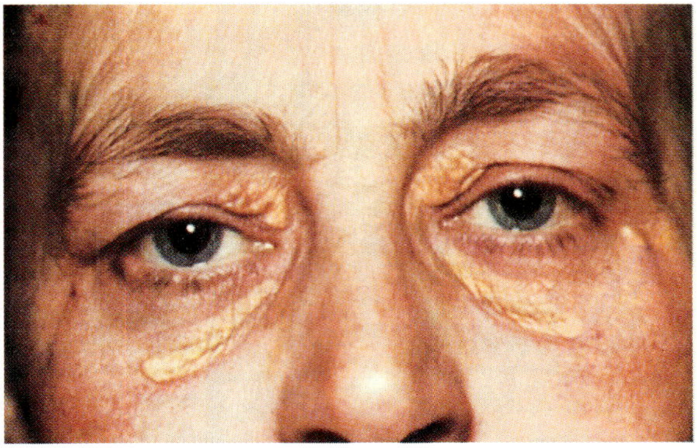

Abb. I/4 Xanthelasmen. Gelbe Fleckchen (Lipidablagerungen) in der Lidhaut.

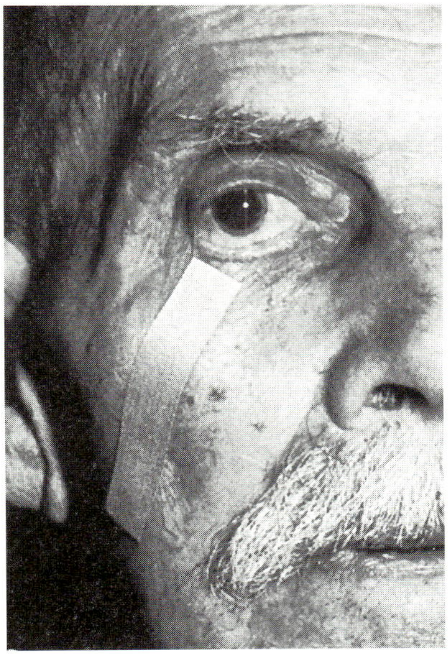

Abb. I/5 Pflasterstreifen zur vorübergehenden Beseitigung eines Entropiums.

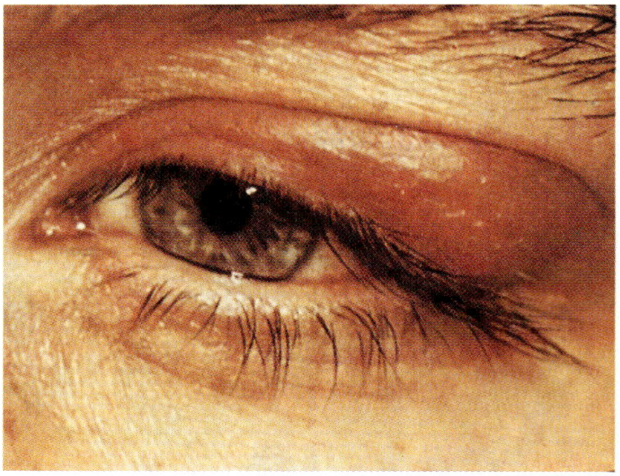

Abb. II/1 Hordeolum am linken Oberlid kurz vor dem Durchbruch. Umschriebene Schwellung und Ödem der Umgebung.

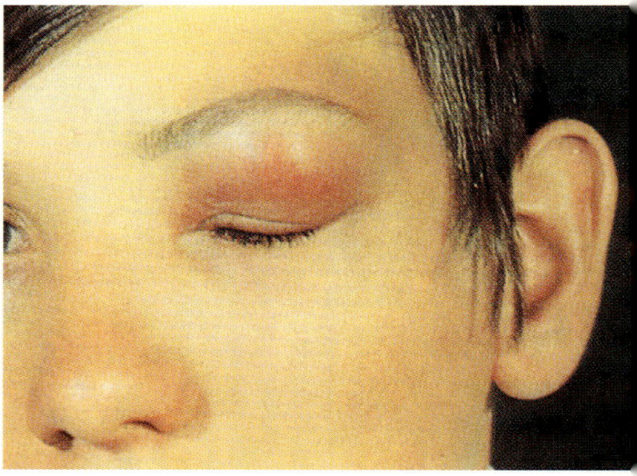

Abb. II/2 Lidabszeß, typische paragraphenförmige Schwellung des Oberlids.

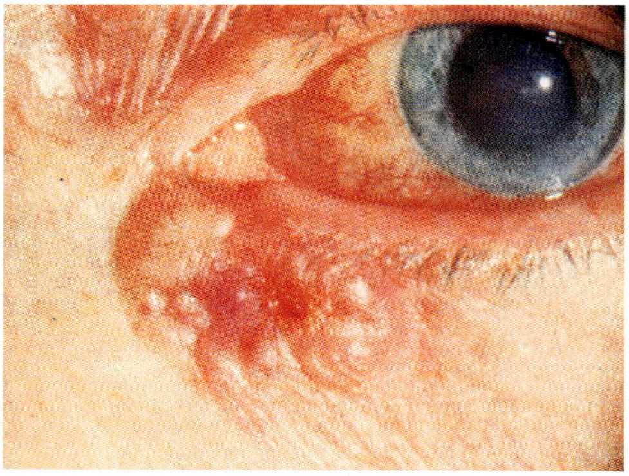

Abb. II/3 Basaliom des Unterlids. Aufgeworfene Ränder, nabelförmig eingezogenes Zentrum.

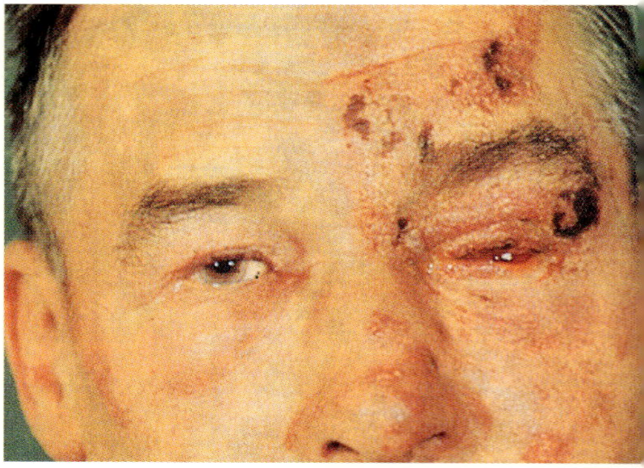

Abb. II/4 Zoster ophthalmicus: auf die linke Gesichtshälfte beschränkte Bläschen und Krusten. Chemose der Bindehaut.

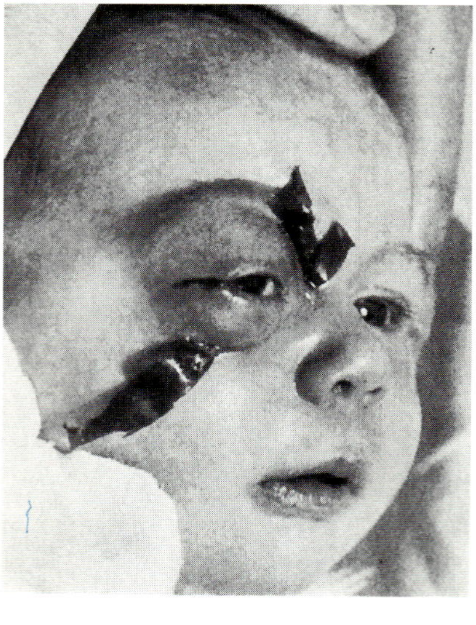

◀ **Abb. II/5** Orbitalphlegmone bei 4 Wochen altem Säugling, bei dem sich in kurzer Zeit ein Exophthalmus entwickelt hatte. Unbeweglicher Augapfel. Lidschluß nicht mehr möglich. Behandlung: Inzision, Drainage. Rascher Heilverlauf.

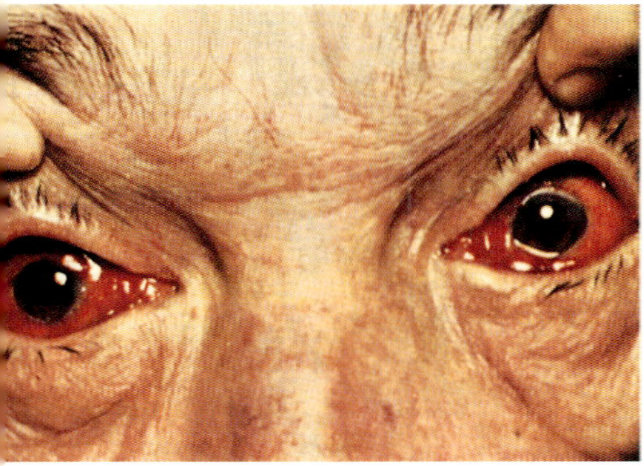

Abb. III/1 Conjunctivitis epidemica. Bindehaut hochrot und vor allem im inneren Winkel erhaben.

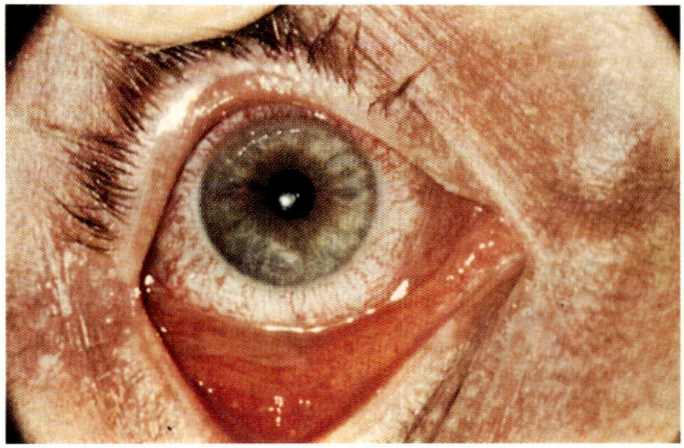

Abb. III/2 Akute Konjunktivitis durch Pneumokokken.

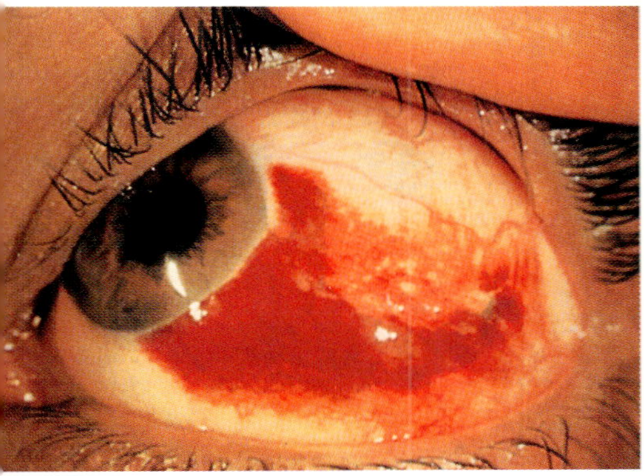

Abb. III/3 Hyposphagma. Das Blut hat sich unter der Bindehaut in einem abgegrenzten Gebiet wie eine Lackschicht verteilt.

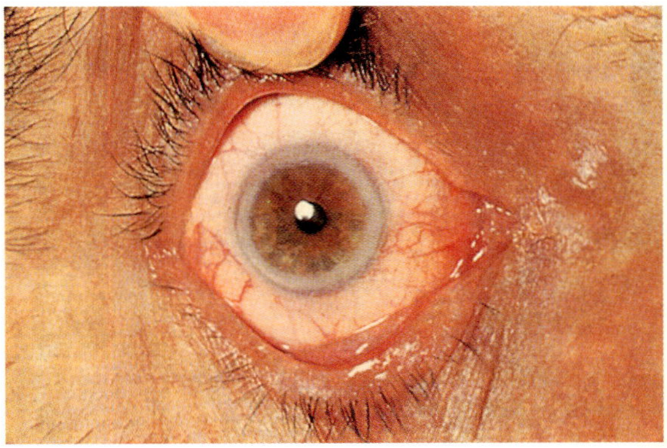

Abb. III/4 Gerontoxon (Greisenbogen) der Hornhaut. Weißer Lipidring an der Hornhaut-Lederhaut-Grenze.

Abb. III/5 Pterygium (Flügelfell). Von der Bindehaut her ▶ sind Gewebe und Gefäße über den Rand der Hornhaut hinweg vorgewachsen.

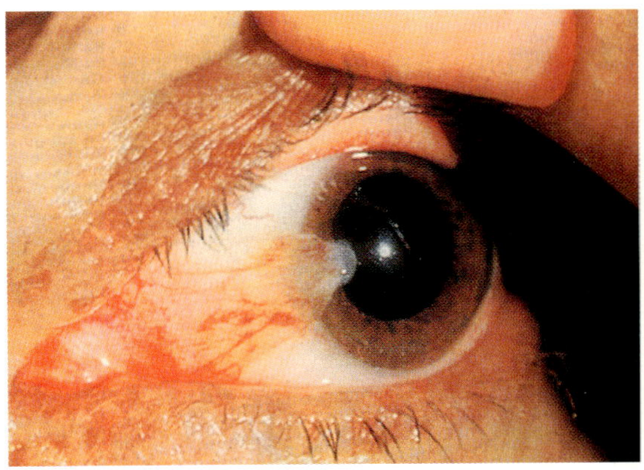

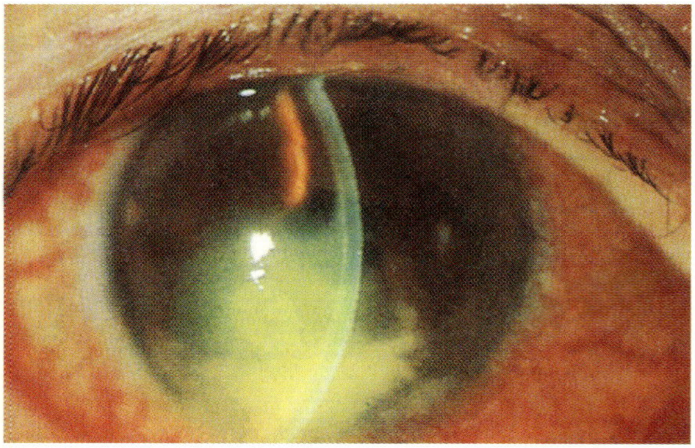

Abb. IV/1 Ulcus serpens (Spaltlampenfoto). Rings um den kreisrunden Defekt beginnende Gewebseinschmelzung, Eiter am Boden der Vorderkammer.

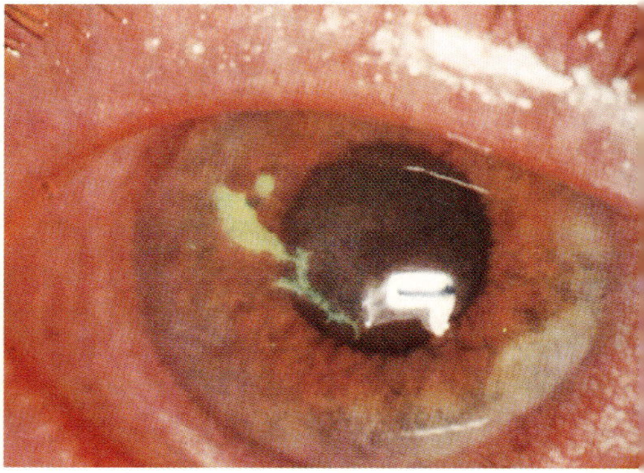

Abb. IV/2 Keratitis dendritica (Herpes d. Hornhaut). Anfärbung der Herpesfiguren mit Fluorescein. Oben flächiger Bezirk, unten typisches Bäumchen.

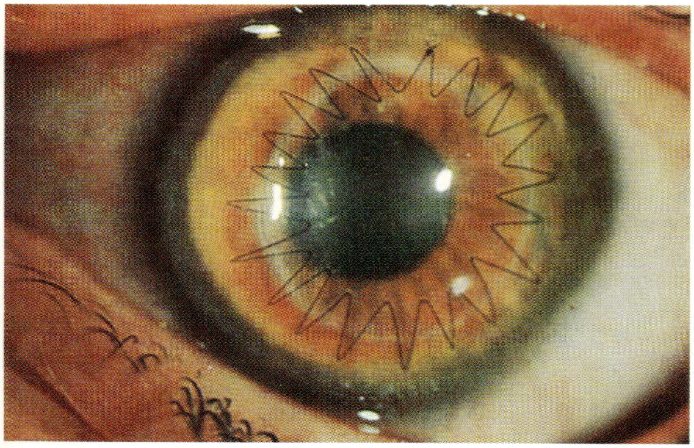

Abb. IV/3 Keratoplastik. Das Transplantat ist mit einer fortlaufenden Nylonnaht fixiert und ungetrübt eingeheilt.

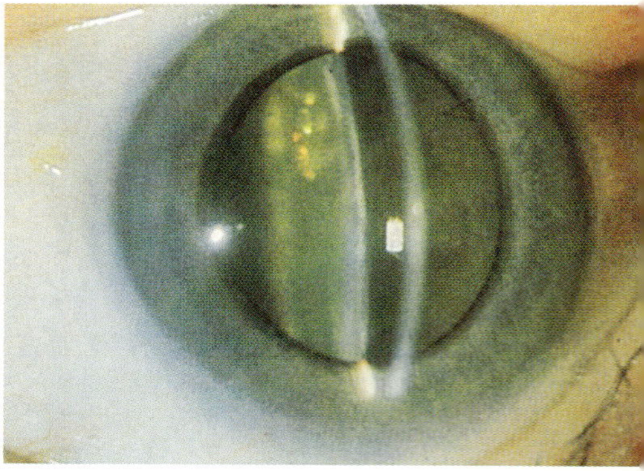

Abb. IV/4 Katarakt (Spaltlampe). Spaltbild an Hornhautvorderfläche, Linsenvorderfläche, Linsenrückfläche. Farbig leuchtende Trübungspünktchen.

▼ **Abb. IV/5** Fortgeschrittene Katarakt.

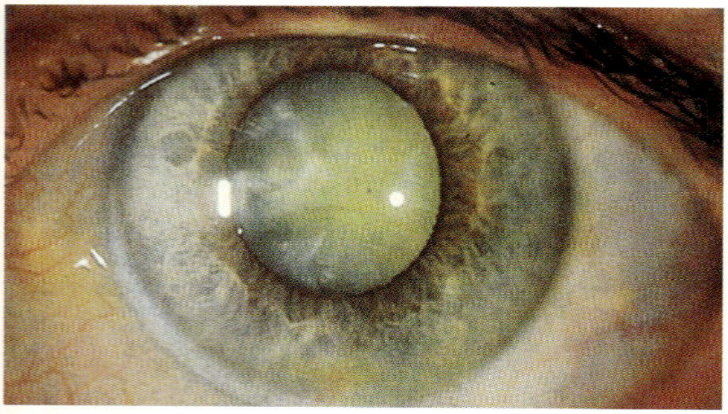

Abb. IV/6 Staroperation mit Phakoemulsifikation nach ▶ Greite. Der Linsenkern wurde mit der feinen Lanze und der gröberen, von oben eindringenden Ultraschallsonde zertrümmert und wird nun abgesaugt. Resultat nach Einsetzen der Hinterkammerlinse, Abb. V/5.

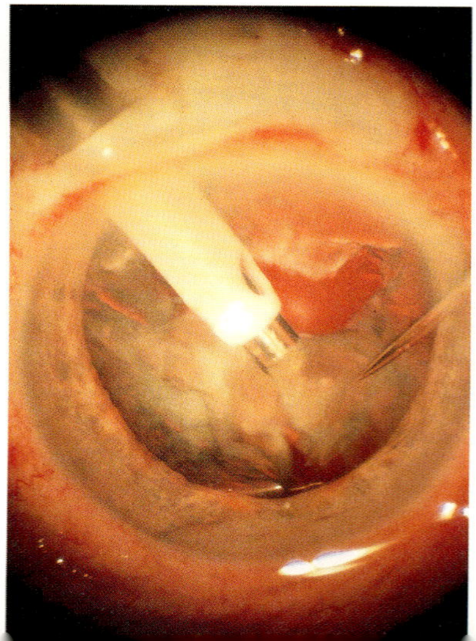

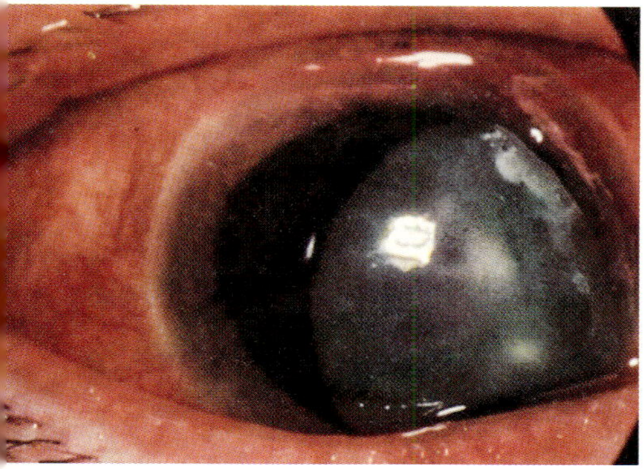

Abb. V/1 Subluxation der Linse nach Verletzung. Die teilweise getrübte Linse ist nach nasal luxiert.

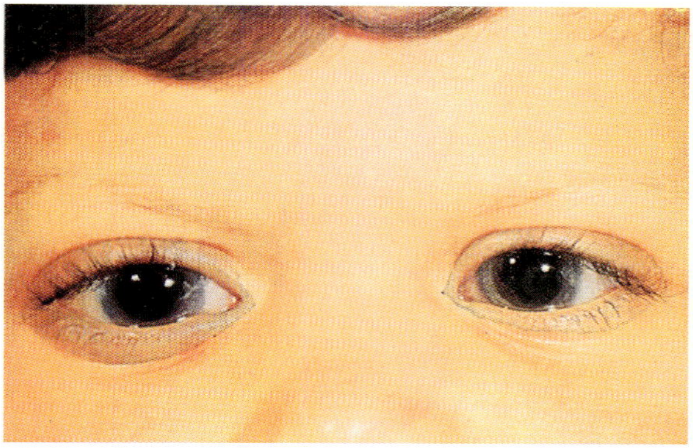

Abb. V/2 Hydrophthalmie. Auffallend große Hornhäute.

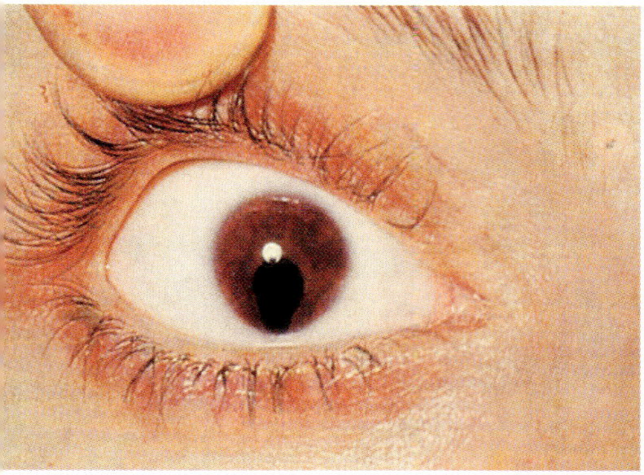

Abb. V/3 Angeborenes Irisikolobom nach unten. Die Pupille ist nach unten verzogen und entrundet. Bei 6 Uhr ist kein Irisgewebe mehr sichtbar.

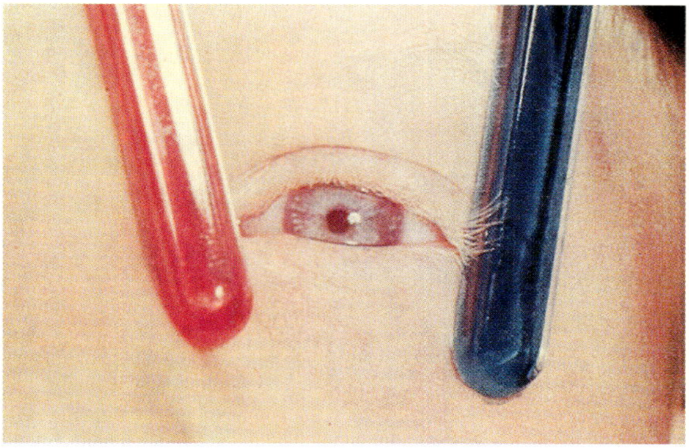

Abb. V/4 Albinismus. Weiße Zilien, rotes Aufleuchten der Iris, durch blaues und rotes Glasstäbchen dargestellt.

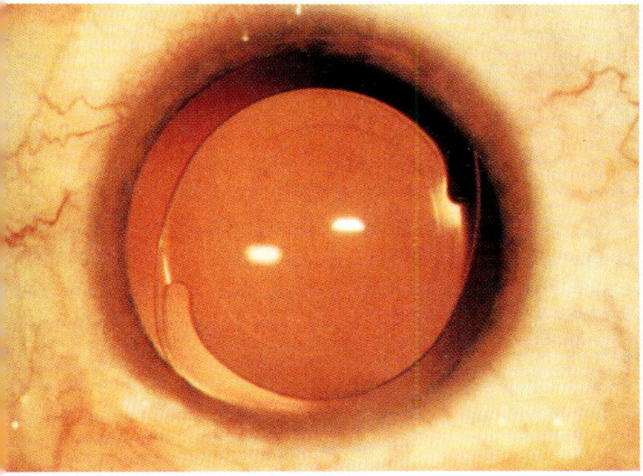

Abb. V/5 Hinterkammerlinse 75 ST nach Greite: Die Pupille ist maximal erweitert. Die Linse liegt im Kapselsack. Die Schlaufen der Linse verschwinden hinter der Iris.

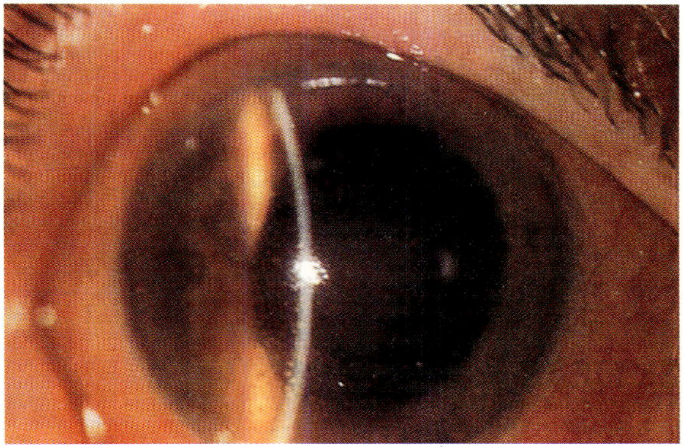

Abb. V/6 Akute Iritis: Beschläge an der Hornhautrückfläche. Die Pupille ist durch Medikamente weitgestellt, die Iris bei 9 Uhr mit der Linsenvorderfläche verklebt.

Tafel VI

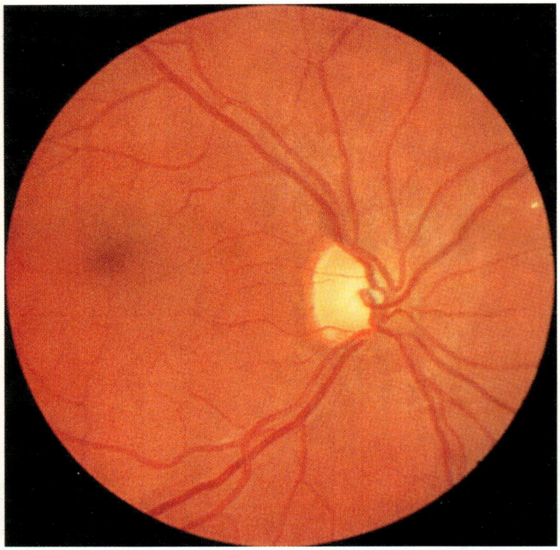

Abb. VI/1 Normale Netzhautmitte mit Papille, Netzhautgefäßen und gefäßloser Macula.

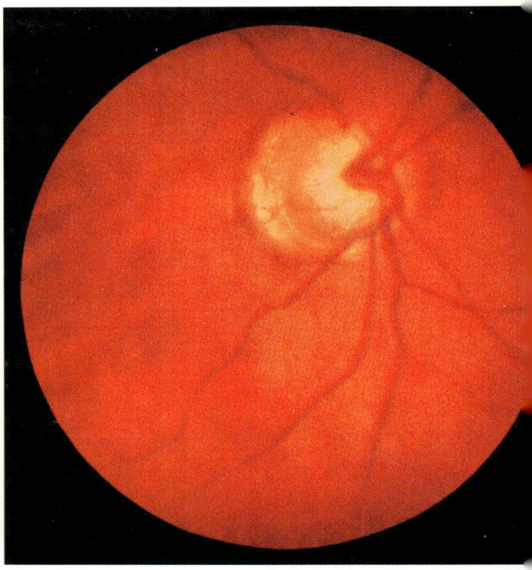

Abb. VI/2 Optikusatrophie bei Glaukom. Papille abgeblaßt, Gefäßtrichter vertieft, Gefäße abgeknickt.

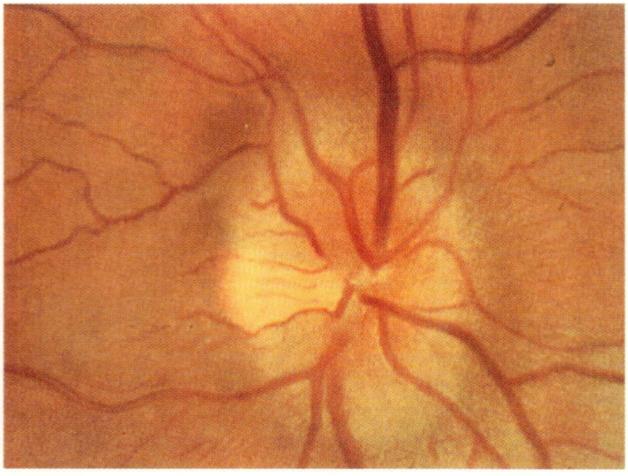

Abb. VI/3 Stauungspapille: verwaschene Papillengrenze, gestaute Kapillaren.

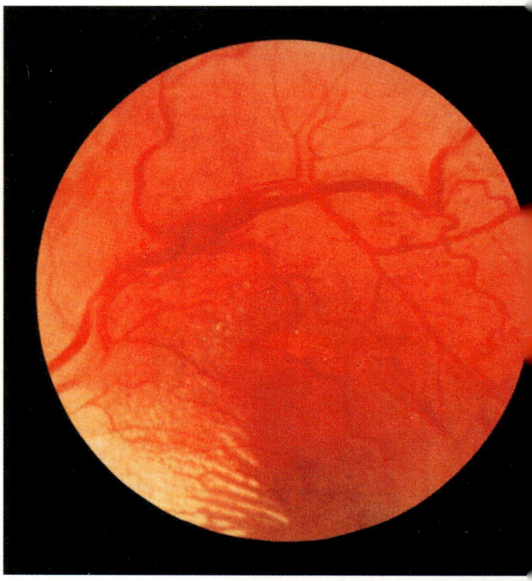

Abb. VI/4 Netzhaut bei renalem Hochdruck: enge Arterien, Blutungen, Spritzer und weiße Exsudate.

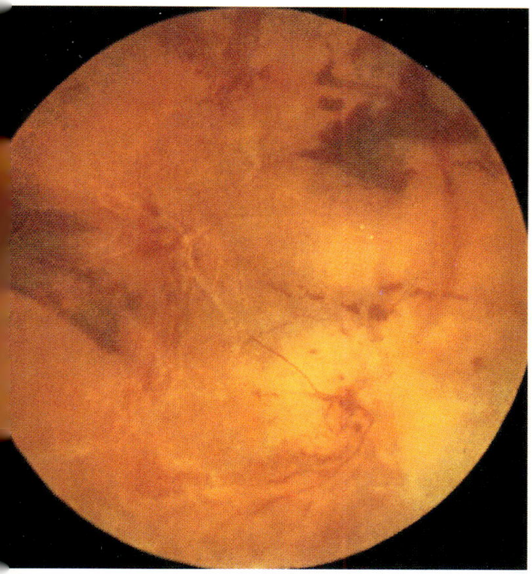

Abb. VII/1 Fortgeschrittene Retinopathia diabetica: Blutlachen, Gefäßwundernetze. Unten rechts zwei Herde, gesetzt durch Lichtkoagulation.

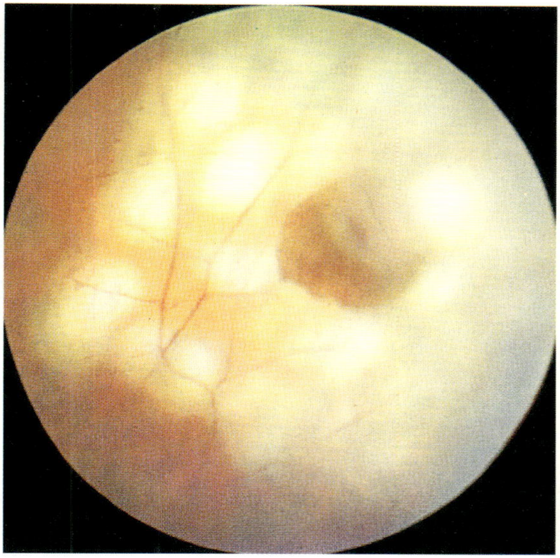

Abb. VII/2 Netzhautriß mit abstehendem Deckel, umgeben von schneeballförmigen Koagulationsherden, die später feste Narben bilden.

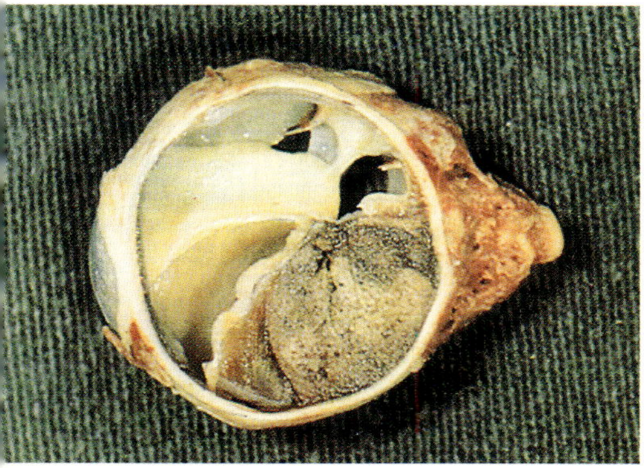

Abb. VII/3 Längsschnitt durch ein Auge mit Melanoblastom. Der Tumor hat die Netzhaut vor sich hergeschoben und nimmt etwa ein Viertel des gesamten Bulbus ein.

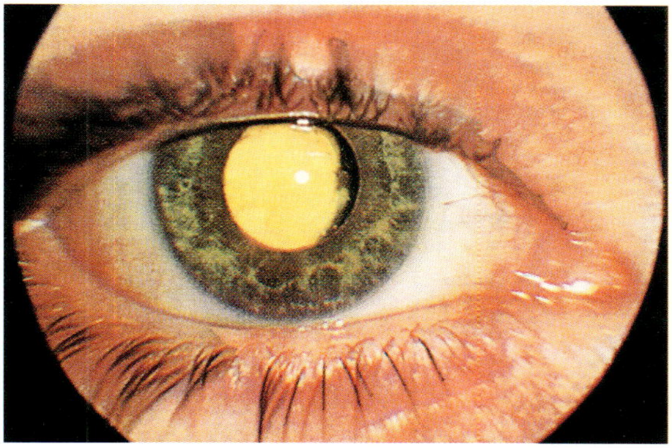

Abb. VII/4 Retinoblastom. Der Tumor leuchtet in der Pupille gelblich auf.

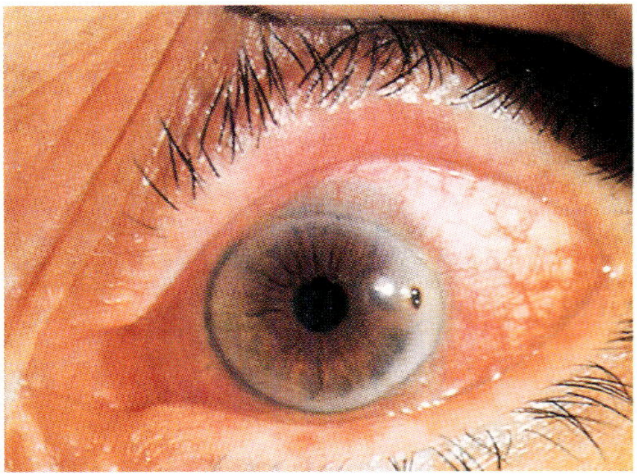

Abb. VIII/1 Metallfremdkörper in der Hornhaut, umgeben von einem braunen Rostring.

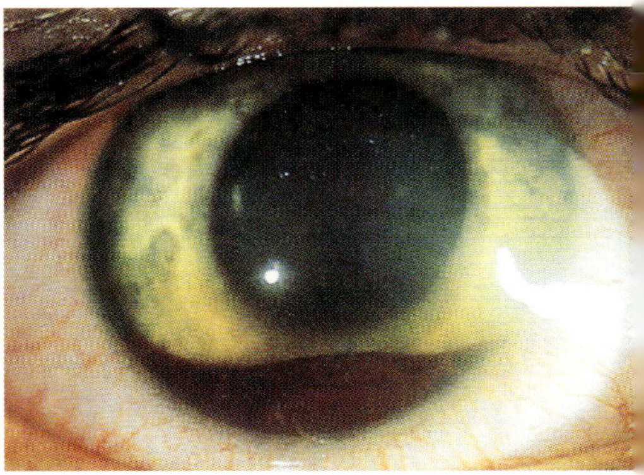

Abb. VIII/2 Blutansammlung in der Vorderkammer (Hyphaema).

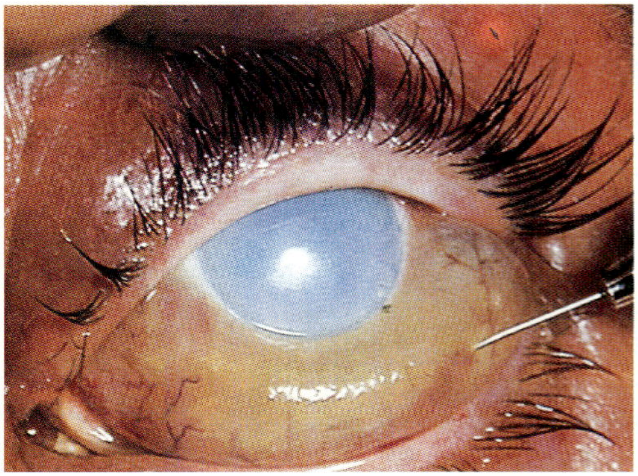

Abb. VIII/3 Kalkverätzung. Hornhaut total getrübt. Das Ödem unter der Bindehaut wird durch Punktion abgelassen.

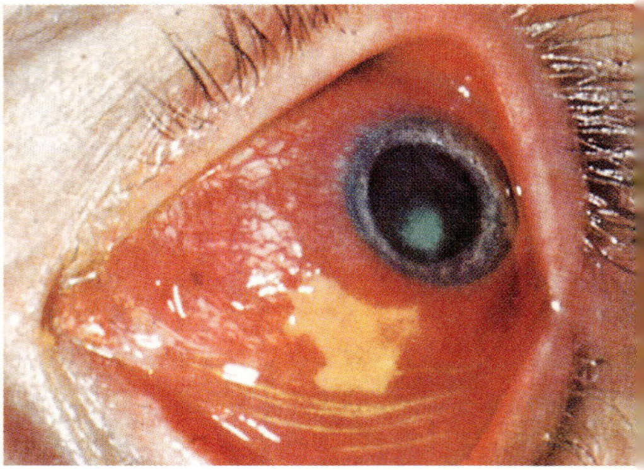

Abb. VIII/4 Frische Kalkverätzung. Weißer, blutleerer Bezirk und mit Fluorescein angefärbte Erosio der Hornhaut.

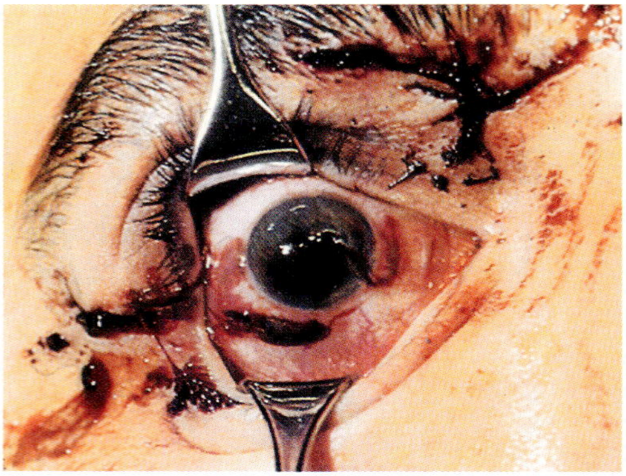

Abb. VIII/5 Perforierende Verletzung durch Windschutzscheibe. Pupille nach unten verzogen. Die Iris tritt aus dem Wundspalt hervor

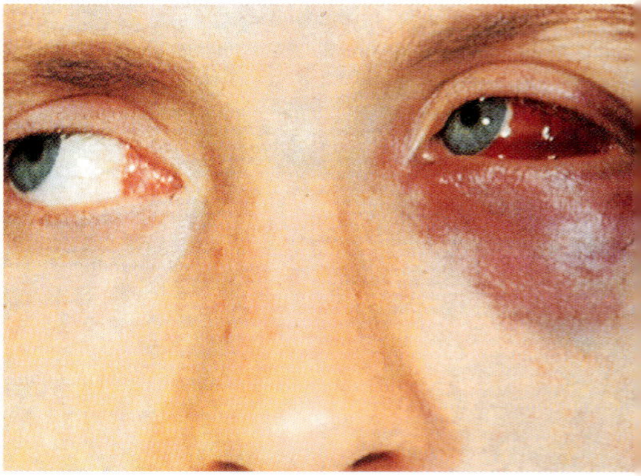

Abb. VIII/6 Orbitabodenfraktur links. Monokelhämatom. Der Augapfel bleibt bei Blickhebung etwas zurück.

Patienten, die sich wegen einer **Psoriasis** einer **Photochemotherapie** unterziehen, können an einer *Katarakt* erkranken. Sie müssen deshalb während der Behandlung **Lichtschutzgläser** tragen.

Noch ist nicht sicher erwiesen, ob häufiges Benutzen von Solarien ohne Schutzbrille das Entstehen einer Katarakt beschleunigen kann. Vorsicht ist aber angezeigt, genauso beim Tragen von Sonnenbrillen, die unbedingt Strahlen aus dem Bereich des kurzwelligen sichtbaren und des ultravioletten Lichts absorbieren müssen.

Cataracta complicata

Entsteht die Katarakt im Gefolge einer anderen Augenerkrankung, so spricht man von einer Cataracta complicata. Wichtigste Formen: bei Iritis (s. Kap. 13.1), Retinopathia pigmentosa (s. Kap. 14.6), nicht geheilter Netzhautablösung (s. Kap. 14.3), hochgradiger Kurzsichtigkeit.

Für die **Behandlung** all dieser Starformen gelten die oben genannten Kriterien.

Angeborene Katarakt

Ursache einer angeborenen Katarakt kann eine **Erbkrankheit** oder eine Erkrankung der Mutter während der Schwangerschaft sein. Die wichtigste Infektion stellt die **Rötelninfektion** im Anfang des **zweiten Schwangerschaftsmonats** dar (Rötelnschutzimpfung für Frauen im gebärfähigen Alter angeraten!).

Um die Ausbildung einer Schwachsichtigkeit zu vermeiden, ist man oft gezwungen, sehr bald zu operieren.

Die **Staroperation bei** einem **Säugling** muß wegen der weichen Augenhüllen **extrakapsulär** erfolgen. Da sich Linsengewebe aus den stehengebliebenen Resten regenerieren kann (Nachstar), sind oft mehrere Operationen notwendig. Korrektion mit einer „Häubchenbrille".

11.2 Lageveränderungen

Die Linse kann aus ihrer normalen Position innerhalb ihres Aufhängeapparats verlagert sein. Sie kann dabei nach hinten in den Glaskörper, nach vorne in die Vorderkammer, nach oben oder unten treten. Je nach Ausmaß der Verlagerung sehen die Patienten **Doppelbilder,** oder es entstehen **Brechungsfehler.** Linsenverlagerungen können als Folge von Augenverletzungen oder im Rahmen besonderer körperlicher Fehlentwicklungen auftreten. Im letzteren Fall ist die Behandlung oft problematisch.

Katarakt: Linsentrübung, angeboren, erworben oder Alterserkrankung.
Behandlung: Kataraktextraktion.
Linsenlosigkeit (Aphakie): Korrektion früher mit Starbrille, bei einseitiger Aphakie mit Kontaktlinse; heute in der Regel mit Implantation einer Intraokularlinse.
Pflege Staroperierter: Vorsicht bei Pflege des Auges, körperliche Schonung.
Lageveränderungen der Linse: angeboren oder nach Verletzungen.

- Was verstehen Sie unter:
  Katarakt, Aphakie, Starbrille, Intraokularlinse?
- Wie behandelt man eine Katarakt?
- Was ist bei der Pflege frisch operierter Kataraktpatienten zu beachten?

- Was verstehen Sie unter folgenden Begriffen:
  Cataracta complicata, reifer Star?
- Nennen Sie typische Beschwerden im Verlauf einer Linseneintrübung.
- Welche Ursachen angeborener und erworbener Katarakte kennen Sie?
- Wie korrigiert man eine einseitige Aphakie?
- Wann kommt es zu Lageveränderungen der Linse?
- Welche Vorteile hat die Korrektion eines aphaken Auges mit einer Intraokularlinse im Vergleich zu Starbrille und Kontaktlinse?

12 Glaukom

12.1 Augendruck

Wenn man sich mit dem 3., 4. und 5. Finger beider Hände an Stirn und Schläfe des Patienten abstützt und durch die geschlossenen Lider hindurch vorsichtig mit den Zeigefingern den Augapfel betastet, dann fühlt man, daß der Augapfel dem tastenden Finger einen elastischen Widerstand entgegensetzt. Der auf den Augapfel drückende Finger erfährt einen Gegendruck. Setzen wir anstatt unserer Finger ein geeichtes Instrument **(Tonometer)** direkt auf das Auge auf, so können wir die Höhe des Augendruckes messen.

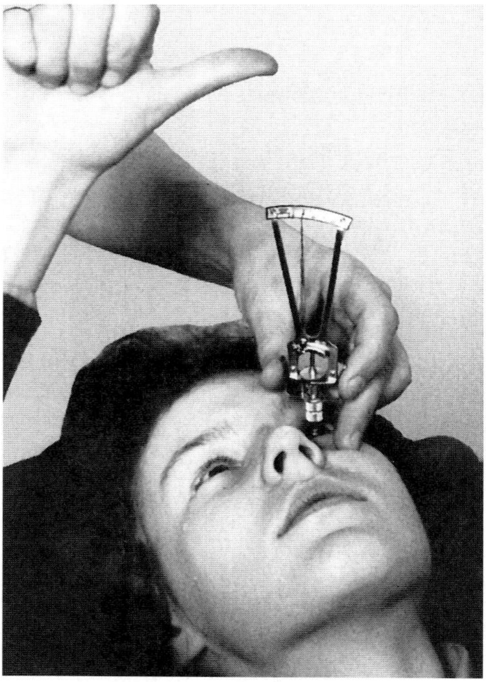

Abb. 23 Messen des Augendrucks mit dem Tonometer nach *Schiötz.*
Je geringer die Spannung des Augapfels, desto tiefer drückt der Stempel des Gerätes die Hornhaut ein. Der Zeigerausschlag wird anhand einer Eichtabelle in mmHg umgerechnet.

Messung des Augendrucks:

1. Anästhesie der Hornhaut mit einem nicht pupillenwirksamen Anästhetikum.
2. Lagerung des Patienten nach Anweisung des Arztes
   a) liegend zur Messung mit dem **„Schiötz-Tonometer“**, das auf das Auge aufgesetzt wird (Abb. 23) und dessen Senkstift die Hornhaut eindellt,
   b) sitzend an der Spaltlampe oder im Stuhl zur **Applanationstonometrie.** Hier muß zusätzlich ein Tropfen Fluorescein zur Anfärbung in den Bindehautsack geträufelt werden. Die Hornhaut wird beim Meßvorgang nicht eingedellt, sondern nur so weit abgeplattet, daß ihr das Meßkörperchen von 3 mm Durchmesser anliegt. Diese Methode hat eine geringere Fehlerbreite.

Gewöhnlich weist der Augendruck Werte zwischen 15 und 17 mm Quecksilbersäule mit einer Schwankungsbreite von ± 5 mm auf. Zu verschiedenen Tageszeiten kann er unterschiedlich hoch sein (Tagesdruckkurve).

12.2 Kammerwasserräume

Die unterschiedlichen Druckwerte stehen in direktem Verhältnis zu der Menge des in der vorderen und hinteren Augenkammer zirkulierenden *Kammerwassers.*

Am Augenmodell können wir den **Weg des Kammerwassers** verfolgen (Abb. 24): Es wird von den *Ziliarkörperzotten* in die *hintere Kammer* abgegeben. Von dort fließt es durch den engen Spalt *zwischen Iris und Linse* hinter der Pupille hervor in die *vordere Kammer.* Die seitliche Begrenzung der vorderen Kammer bildet der *Kammerwinkel,* dessen komplizierten Aufbau das Modell nicht wiedergibt. Durch sein feines Maschenwerk, das *Trabekel,* fließt das Kammerwasser in einen Sammelkanal, den *Schlemmschen Kanal.* Von dort aus münden feine *Wasservenen* durch die Lederhaut hindurch aus dem Augeninneren hinaus unter die Bindehaut. Sie leiten das Kammerwasser in den venösen Kreislauf ab. Der Kammerwinkel ist mit bloßem Auge nicht zu sehen. Es bedarf dazu eines besonderen Instruments *(Gonioskop).*

Produktion und Abfluß des Kammerwassers stehen gewöhnlich in einem ausgewogenen Verhältnis. Steigt der Augendruck auf pathologische Werte an, so spricht man von einem **Glaukom**[25].

Augendruck: fühlbarer und meßbarer Druck innerhalb des Augapfels.
Unterschiedliche Augendruckwerte: abhängig von dem Verhältnis zwischen Produktion und Abfluß des Kammerwassers.
Für den Abfluß des Kammerwassers wichtige Struktur: der Kammerwinkel mit Trabekelwerk und *Schlemmschen Kanal.*
Glaukom: Erkrankung des Auges wegen zu hohen Augendrucks.

[25] glaukos (gr.) schimmernd, glänzend

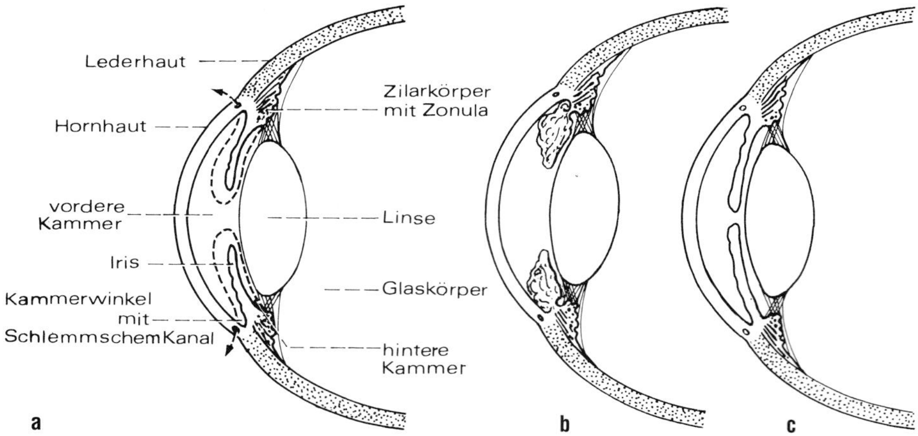

Abb. 24 a) Weg des Kammerwassers von seinem Bildungsort bis zum Austritt aus dem Augeninneren. **b)** akutes Glaukom: Kammerwinkel durch Irisgewebe verlegt, Pupille weit. **c)** nach Gabe von Miotika: Pupille eng, Kammerwinkel frei.

Wir unterscheiden vier Glaukomformen:

1. akutes Glaukom
2. Glaucoma chronicum simplex
3. Glaukom des Neugeborenen (Hydrophthalmie)
4. Sekundärglaukome

12.3 Akutes Glaukom

Anatomische Voraussetzung dieser schweren und dramatisch verlaufenden Krankheit ist ein **enger Kammerwinkel,** der nicht wie ein breiter Graben verläuft, sondern dessen Wände dicht aneinandergedrängt sind. Lange Zeit kann das Kammerwasser den engen Winkel passieren, bis eines Tages der Abfluß, meistens durch im Kammerwinkel angeschopptes Irisgewebe, hochgradig behindert wird (Abb. 24b). Das in normaler Menge weitergebildete **Kammerwasser kann nicht** mehr **abfließen.** Folge: Der **Augendruck steigt** rasch auf *hohe Werte* bis zu 70 mmHg und mehr an. Der Patient leidet unter *stärksten Schmerzen,* die sich bis zum Erbrechen steigern („Vagussymptom"). Das *Sehvermögen* ist erheblich *vermindert.* Der *Augapfel* fühlt sich beim Betasten *steinhart* an. Das *Auge* ist *gerötet,* die *Hornhaut trübe,* die *Pupille* meistens *entrundet* und *lichtstarr.* Den nicht ganz glücklichen, aber immer noch gebräuchlichen Begriff „Grüner Star" könnte man sich aus dem grünlichen Aufschimmern eines

Auges im akuten Glaukomanfall erklären.

Bisweilen gehen dem Anfall folgende Erscheinungen voraus: Sehen farbiger Ringe, Verschwommensehen, Druckgefühl im Auge.

Patienten mit einem akuten Glaukomanfall gehören sofort in die Behandlung eines Augenarztes. Zu langes Warten kann die Erblindung des Auges zur Folge haben.

Behandlung:
Der Augenarzt wird in der Regel zuerst versuchen, den Augendruck **medikamentös** zu senken:

1. durch Injektion von 500 mg Diamox i.v., wodurch die Produktion des Kammerwassers herabgesetzt wird,
2. durch lokale Gabe pupillenverengender Medikamente (s.S. 37). Im Kammerwinkel angeschopptes Irisgewebe wird auf diese Weise wieder pupillenwärts gezogen, das Abflußhindernis beseitigt (Abb. 24c).
   Den konservativen Maßnahmen schließt sich eine **Operation** an. Meistens genügt es, nach Eröffnung der Vorderkammer ein kleines Stück Iris möglichst nahe dem Kammerwinkel auszuschneiden, ein Verfahren, das auf die erste Glaukomoperation des berühmten deutschen Augenarztes *Albrecht von Graefe* im Jahr 1856 zurückgeht. Die Gefahr, daß der Kammerwinkel erneut verlegt wird, ist damit gebannt.

Vorsicht: Patienten, bei denen bekannt ist, daß sie zu erhöhtem Augendruck neigen, dürfen keine pupillenerweiternden Medikamente bekommen. Die Gefahr, daß sich Irisgewebe im Kammerwinkel anschoppt und ein akuter Glaukomanfall ausgelöst wird, ist zu groß. Nur in besonders begründeten Fällen ordnet der Augenarzt unter besonderen Vorsichtsmaßnahmen eine Pupillenerweiterung an.

Akutes Glaukom: plötzliches Ansteigen des Augendrucks auf hohe Werte.
Ursache: Verlegung des Kammerwinkels durch Irisgewebe.
Symptome: starke Schmerzen, rotes Auge, Augapfel hart, Hornhaut trübe, Pupille entrundet und lichtstarr.
Gefahr: Erblindung.
Erste Hilfe: sofort zum Augenarzt.
Pflegerische Maßnahmen: nach Anweisung des Augenarztes.

12.4 Chronisches Glaukom (Glaucoma simplex)

Daß er ein chronisches Glaukom hat, bemerkt der Patient meistens erst, wenn es zu spät ist. Den Patienten mit einem akuten Glaukomanfall treiben die Schmerzen zum Arzt. Beim chronischen Glaukom ist der Augendruck zwar erhöht, steigt aber nicht bis zur Schmerzgrenze an. Jahrelang können deshalb vom Glaukom befallene Menschen leben, ohne von ihrer Krankheit

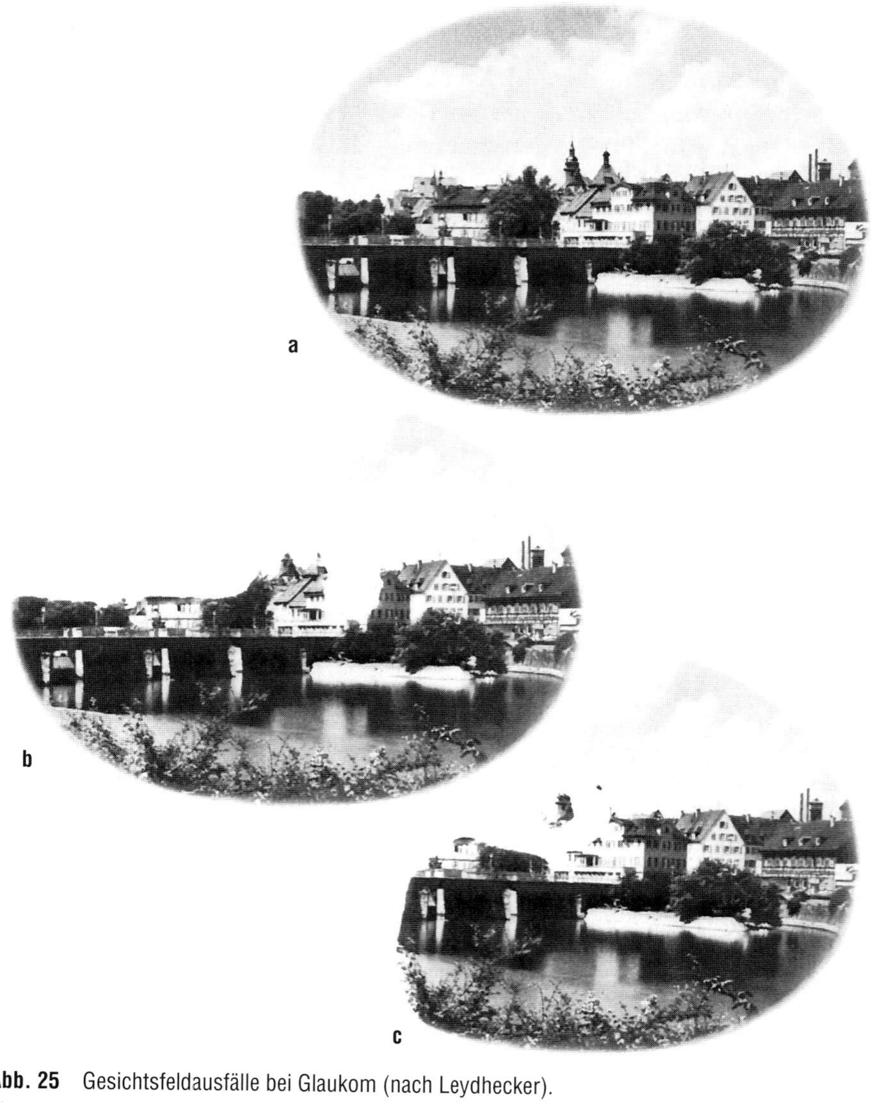

Abb. 25 Gesichtsfeldausfälle bei Glaukom (nach Leydhecker).
a) Gesichtsfeld eines gesunden Auges
b) fortgeschrittenes Glaukom
c) hochgradiger glaukomatöser Gesichtsfeldausfall bei zentraler Insel und temporalem Halbmond

zu wissen. Währenddessen verrichtet das Glaukom sein Zerstörungswerk: Der ständig erhöhte Augendruck **schädigt** die druckempfindlichste Stelle des Auges, den **Sehnervenkopf (Papille).**

Nach und nach gehen die Sehnervenfasern zugrunde. Mit jedem zugrundegegangenen Faserbündel erlischt das Bild aus jenem Netzhautbereich, aus dem das betreffende Faserbündel die Impulse ableitet. Das Bündel, welches die Impulse aus dem Bereich des schärfsten Sehens ableitet, wird erst spät von der Erkrankung erfaßt. Die Glaukompatienten haben also noch ein **normales zentrales Sehen** (s. Kap. 2.2), während im **Gesichtsfeld** (s. Kap. 2.4) ein Gebiet nach dem anderen ausfällt. Zuerst sind es nur einzelne **fleckförmige Ausfälle (Skotome).** Dann entstehen die typischen „glaukomatösen Ausfälle", Einsprünge von nasenwärts unten und in der Umgebung des blinden Flecks. Werden die Ausfälle größer, so kann ein kritisch beobachtender Patient bereits die Veränderung bemerken. Schließlich werden auch die zentralen Anteile erfaßt. Jetzt läßt die Sehschärfe nach, der Patient bemerkt sein Leiden. Viel nützt ihm das nicht mehr, denn: Einmal zugrundegegangenes Sehnervengewebe kann sich nicht mehr erholen.

Der Augenarzt kann die **Veränderung des Sehnervenkopfes** mit dem Augenspiegel erkennen (Tafel VI/2). Bereits wenn die ersten Gesichtsfeldausfälle auftreten, zeigt die Papille erste Schädigungszeichen. Der Sehnerventrichter ist vertieft, die eintretenden Blutgefäße sind zum Papillenrand hin abgedrängt. Mit fortschreitender Krankheitsdauer mehren sich die Papillenschädigungen. Zum Schluß ist die Papille zu einem tiefen Krater ausgehöhlt. Statt des rosafarbenen, reich durchbluteten Gewebes sieht man nur noch einen graublassen Gewebssaum. Der Sehnerv ist zerstört, das Auge blind.

Der **Beginn des chronischen Glaukoms** fällt meistens in das **fünfte Lebensjahrzehnt,** also in die Zeit, in der ein Normalsichtiger seine *erste Lesebrille* braucht (s. S. 13). Es ist daher unerläßlich, daß die Lesebrille beim Augenarzt bestimmt wird. Nur der Arzt ist in der Lage, gezielt nach einem Glaukom zu forschen und es zu behandeln. Er wird die Untersuchung auf ein Glaukom in jedem Fall in den Untersuchungsgang miteinbeziehen.

Die Ursachen des chronischen Glaukoms sind zum Teil noch Gegenstand der Forschung. Oft sieht man nämlich beim Blick durch das Gonioskop einen erstaunlich „normalen" Kammerwinkel ohne sichtbares Abflußhindernis. Die Faktoren, die ein chronisches Glaukom bedingen, sind also vielfältig. Ferner reagiert nicht jedes Auge auf erhöhten Augendruck gleich. Während manche Augen einen Druck von 24 mmHg und mehr vertragen, ohne Sehnervenschäden zu erleiden, treten solche an anderen Augen bereits unter Werten von 20 mmHg auf (Glaukom ohne Hochdruck). Auf jeden Fall wird der Augenarzt jedem Patienten mit **Druckwerten über 20 mmHg** zu **regelmäßigen Kontrollen** raten.

Die **Behandlung** muß sich stets darauf beschränken, zu retten, was noch zu retten ist. Möglichkeiten:

1. **Konservativ: Pupillenverengende Medikamente** (s. Kap. 4.11) werden in der Absicht verordnet, im Kammer-

winkel gelagertes Irisgewebe pupillenwärts zu ziehen und somit verbesserte Abflußbedingungen zu schaffen. Ihre Auswahl, Dosierung, gewissenhafte und pünktliche Anwendung erfordern von Arzt und Patient viel Geduld.

Während der letzten zehn Jahre hat sich die Behandlung mit **Betarezeptorenblockern** mehr und mehr durchgesetzt. Sie beeinflussen die Pupillenweite nicht. Gelegentlich werden als zusätzliche Medikamente **Adrenalinabkömmlinge, Guanethidin** oder lokal wirksame Carboanhydrasehemmer verordnet.

2. **Operativ:** wenn die konservative Behandlung keinen Erfolg hat.
   Neben einigen anderen Verfahren operiert man hauptsächlich nach folgendem **Prinzip:** Durch schmale Einschnitte durch die Lederhaut verschafft man dem Kammerwasser einen neuen Abfluß aus dem Augeninneren unter die Bindehaut (fistelbildende Operation). Zusätzlich werden aus der Iris Gewebsstückchen reseziert oder im Wundspalt eingeklemmt.

Eine Operation läßt sich dann umgehen, wenn es gelingt, den Augendruck durch eine **Laserbehandlung** des Kammerwinkels **(Trabekuloplastik)** zu senken.

Vorsicht: Wenn ein wegen eines Glaukoms frisch operierter Patient über Schmerzen klagt, muß der Arzt verständigt werden, denn gefährliche Komplikationen sind nicht selten.

3. **Glaukomhygiene:** Nicht alle Ratschläge, die Glaukompatienten über sich ergehen lassen müssen, sind sinnvoll. Fest steht, daß die Aufnahme größerer Flüssigkeitsmengen drucksteigernd wirken kann. Auch übermäßiger Genuß von Koffein kann diesen Effekt haben. Unter der Langzeitbehandlung mit Kortison kann beim Disponierten ein Glaukom entstehen. Diese Faktoren sind zu beachten, wenn man den Patienten hinsichtlich seiner Lebensführung berät.

Die drucksteigernde Wirkung von größeren Flüssigkeitsmengen und Koffein macht man sich in der **Glaukomdiagnostik** in den „Provokationstesten" zunutze: Unmittelbar nach dem Druckmessen trinkt der Patient einen Liter Tee. Anschließend wird in mehreren aufeinanderfolgenden Messungen geprüft, auf welche Werte der Augendruck ansteigt.

Glaucoma simplex: ständig erhöhte Augendruckwerte ohne äußere Veränderung am Auge und ohne daß der Patient es bemerkt.
Gefahr: allmähliche, nicht mehr wiedergutzumachende Zerstörung des Sehnervs.
Funktionsverluste: zuerst Gesichtsfeldausfälle, dann praktische Erblindung.
Diagnostik: durch den Augenarzt (Druckmessung, Augenspiegelung, Gesichtsfeldprüfung) oft anläßlich der Erstanpassung einer Lesebrille.
Behandlung: konservativ, operativ, Glaukomhygiene.
Pflegerische Maßnahmen: Überwachen frisch operierter Patienten. Unterweisung im Applizieren der Augentropfen.

12.5 Glaukom des Neugeborenen (Hydrophthalmie[26])

Die *Bildung des Kammerwinkels* ist ein komplizierter, über mehrere Stadien ablaufender Vorgang während der Embryonalzeit. Bleibt nicht zurückgebildetes embryonales Gewebe in einem Ausmaß im Kammerwinkel zurück, daß der Abfluß des Kammerwassers behindert wird, dann steigt der Augendruck an. Die sehr nachgiebige Lederhaut des Neugeborenen hält dem Druck nicht stand. Der Augapfel weitet sich aus. Ergebnis: ein **überdimensional großes Auge,** das im Fachjargon mit dem etwas anrüchigen Namen **„Buphthalmus“ (Rinderauge)** belegt ist (Tafel V/2).

Ein Kind mit Hydrophthalmie erblindet, wenn es nicht sofort operiert wird.

Oft ist die Hydrophthalmie Bestandteil komplexer Fehlbildungen, die nicht das Auge allein betreffen.

Hydrophthalmie: Glaukom infolge einer Fehlbildung des Kammerwinkels.
Verdacht: stets bei Säuglingen und Kleinkindern mit ungewöhnlich großen Augen.
Gefahr: Erblindung.

12.6 Sekundärglaukome

Einige Augenerkrankungen führen entweder bei ungenügender Behandlung oder sogar unaufhaltsam zu einem Glaukom (Sekundärglaukom). Die **wichtigste Form** ist das Glaukom im Verlauf oder **als Folge einer Entzündung der Regenbogenhaut** (Iritis, s. Kap. 13.1). Wie wir in dem Kapitel über die Iritis sehen werden, wird dieses Sekundärglaukom nicht mit pupillenverengenden, sondern mit pupillenerweiternden Medikamenten (Atropin,

[26] hydor (gr.) Wasser

Scopolamin) behandelt! Auch nach Augenverletzungen, nicht geheilten Netzhautablösungen, Verschlüssen der Netzhautzentralvene, Retinopathia diabetica, Lageveränderungen der Linse u.a.m. kann ein Sekundärglaukom entstehen. Die **Behandlung** richtet sich nach der jeweiligen Form des Sekundärglaukoms und nach dem Stadium, in dem es sich befindet. Oft münden die Sekundärglaukome in **das absolute Glaukom:** Das Auge ist blind, der Druck hoch, die Schmerzen sind stark, ein Endstadium, das auch die anderen Glaukomformen erreichen können. Meistens muß man sich dann entschließen, den Augapfel zu entfernen (Enukleation), um den Patienten von seinen Schmerzen zu befreien.

Sekundärglaukom: Glaukom infolge anderer Augenerkrankungen.
Gefahr: Erblindung, absolutes Glaukom.
Behandlung: je nach Form und Stadium verschieden.

- Zeigen Sie am Augenmodell die Kammerwasserräume und den Weg des Kammerwassers von seinem Bildungsort bis zum Abfluß.
- Ist der Augendruck meßbar?
- Was verstehen Sie unter einem akuten Glaukom und woran erkennen Sie es?
- Wie verhalten Sie sich, wenn Sie bei einem Patienten den Verdacht auf ein akutes Glaukom erheben?
- Warum ist das Glaucoma simplex besonders gefährlich?
- Wie wirkt sich ein über längere Zeit erhöhter Augendruck auf das Auge aus?
- Sie sehen ein kleines Kind mit ungewöhnlich großen Augen. Woran denken Sie?
- Welche Bedeutung hat der Kammerwinkel für den Augendruck?

- Welche Leistungen des Auges werden durch das Glaucoma simplex zuerst beeinträchtigt?
- Warum soll die Erstanpassung einer Lesebrille durch den Augenarzt erfolgen?
- Sie erhalten auf der inneren Abteilung den Auftrag, für den bevorstehenden Besuch des Augenarztes einen Patienten „weitzutropfen". Auf dem Nachttisch des Patienten steht ein Fläschchen mit Pilocarpin-Augentropfen. Wie verhalten Sie sich?
- Was versteht man unter einem Sekundärglaukom?
- In welchen Situationen wird trotz erhöhten Augendrucks mit Atropin behandelt?

13 Erkrankungen der Gefäßhaut

13.1 Entzündungen

Die Entzündung der **Gefäßhaut (Uveitis)** kann alle Abschnitte erfassen oder sich auf einzelne Abschnitte beschränken. Entzünden können sich **Regenbogenhaut (Iritis),** Regenbogenhaut und **Ziliarkörper (Iridozyklitis), Aderhaut (Chorioiditis).**

Iritis

Die Entzündung der vorderen Aderhautabschnitte (Iritis, Iridozyklitis) bereitet erhebliche Beschwerden: Das Auge ist hochrot mit einem leichten Stich ins Violette. Die *Pupille* ist *eng.* Die Patienten sind *lichtscheu.* Der Augenarzt erkennt mit der Spaltlampe in der Vorderkammer Zellen oder Fibrin und Beschläge an der Hornhautrückfläche. Es handelt sich um Produkte des entzündeten Regenbogenhautgewebes (Tafel V/6).

Einem Auge mit einer **akuten Iritis** drohen **Gefahren:** Wie am Augenmodell deutlich zu erkennen ist, befindet sich bei enger Pupille das Irisgewebe in unmittelbarer Nachbarschaft mit dem am weitesten vorgewölbten Teil der Linsenvorderfläche. Entzündete Gewebe verkleben leicht mit benachbarten Geweben. In diesem Fall kommt es zu einer Verklebung zwischen Iris und Linsenvorderfläche **(hintere Synechie**[27]**)** zuerst nur an einzelnen Stellen, dann im ganzen Umfang der Pupille (Seclusio pupillae). Der Spalt zwischen Linse und Iris ist dann verschlossen, die hintere Kammer von der vorderen getrennt. Das Kammerwasser staut sich in der hinteren Kammer und wölbt die nicht verklebten Irisanteile nach vorn (**Napfkucheniris,** Abb. 26). Der Augendruck steigt an **(Sekundärglaukom).** Bisweilen kann es sogar zu einer Verklebung zwischen Iris und Hornhautrückfläche kommen **(vordere Synechie).**

Behandlung: sofort, mit dem Ziel, die Entzündung einzudämmen und vor allem die Ausbildung von Synechien zu verhindern. **Kortison** und vor allem stark wirkende **Mydriatika** (Atropin, Scopolamin) sind Mittel der Wahl. Letztere bewirken neben einer gewissen Sekretionshemmung, daß das Irisgewebe kammerwinkelwärts und damit weg von der Linsenmitte gezogen wird. Selbst bereits bestehende Synechien können auf diese Weise noch „gesprengt" werden. Die Behandlung wird so lange fortgesetzt, wie man

[27] synechein (gr.) zusammenhängen

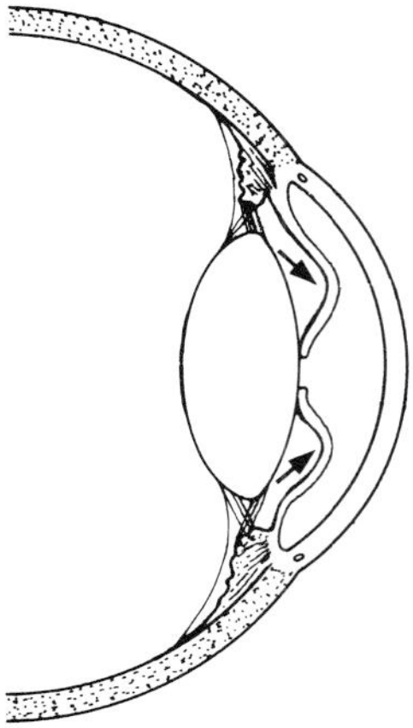

Abb. 26 Napfkucheniris: Iris am Pupillenrand mit der Linse verklebt. Weg des Kammerwassers blockiert.

mit einer Synechienbildung rechnen muß.

Solange der akute Schub anhält, sollte das Auge mit einer **Augenklappe** vor Licht geschützt werden. Ist die akute Phase beherrscht, können resorptive Maßnahmen (Wärme, Rotlicht- oder Mikrowellenbestrahlung) den weiteren Heilverlauf beschleunigen.

Bei einem konservativ nicht zu beherrschenden Sekundärglaukom kann eine Operation (s. Kap. 12.4) notwendig werden.

Weitere Komplikationen: Vor allem im Verlauf einer chronischen Iritis bildet sich eine *Katarakt* **(Cataracta complicata),** bei Exsudationen aus dem Ziliarkörper in den Glaskörper bilden sich **Glaskörperschwarten.** Beteiligungen der **Netzhaut,** vor allem der Makula, können zu erheblichen Sehminderungen führen.

Verlauf, Form und Ursachen der Iritis sind vielfältig. Neben der akuten Iritis finden sich chronisch verlaufende Iritiden oder solche, die häufig mit akuten Schüben einhergehen. Die Komplikationen und ihre Behandlung sind gleich.

Während man früher als Ursache weitgehend die Tuberkulose anschuldigte, konzentriert man sich heute auf die „Herdsuche“: Die Patienten werden auf herdverdächtige Erkrankungen (Zähne, Tonsillen usw.) untersucht, bei positiven Ergebnissen entsprechend behandelt.

Gesichert ist der Zusammenhang zwischen Iritis und Erkrankungen des rheumatischen Formenkreises. Einen sehr schlechten Verlauf mit Erblindung und Augapfelschrumpfung kann die Iritis bei der rheumatischen Arthritis der Kinder nehmen.

Für die Mehrheit der Iritiden gilt leider, daß ihre Ursache auch bei ausgedehnter Diagnostik nicht geklärt wird. Besondere Heilmaßnahmen (Kuren, Diät) müssen unter diesem problematischen Aspekt betrachtet werden.

Iritis, Iridozyklitis: Entzündung der Iris und des Ziliarkörpers.
Symptome: Schmerzen, rotes Auge, Lichtscheu, Pupille eng.
Behandlung: durch den Augenarzt mit Mydriatika und Kortison.
Pflegerische Maßnahmen: Augenklappe, Patient muß Ruhe halten.
Komplikationen: Synechien, Sekundärglaukom, Cataracta complicata, Glaskörpertrübung, Netzhautleiden.
Ursachen: rheumatische Erkrankungen, Herdinfektionen, Tuberkulose; oft nicht zu klären.

Chorioiditis

Im Gegensatz zur Iritis empfindet der Patient bei der Entzündung der Aderhaut (Chorioiditis) keine Schmerzen. Die Entzündung kann auf einen sehr engen Raum begrenzt sein oder sich, wie z. B. im Verlauf einer Miliartuberkulose, über die ganze Aderhaut ausbreiten. Bei besonderen Formen können *Einsprünge im Gesichtsfeld* entstehen. Entzündungsherde in Makulanähe können das zentrale Sehen beeinträchtigen. Die Diagnose erfolgt durch die augenärztliche Untersuchung mit dem Augenspiegel. Für **Behandlung** und Ursachenforschung gilt ähnliches wie bei der Iritis.

Eine **Sonderform** stellt die **Chorioiditis des Embryos** dar, dessen Mutter an **Toxoplasmose**[28] erkrankt. Es kommt zu einer schweren, vornehmlich das Gebiet um die Makula betreffenden Entzündung, die Narben hinterläßt.

Chorioiditis: Entzündung der Aderhaut, schmerzlos, Funktionsausfälle je nach Ausdehnung und Lage.

13.2 Tumoren

Gutartige Tumoren der Uvea entwickeln sich als flache Pigmenttumoren (Naevi) oder in den vorderen Abschnitten als Zysten.

Das **Melanom** der Uvea ist ein **bösartiger, metastasierender** Tumor aus maligne entarteten pigmentbildenden Zellen. Es kann in Iris, Ziliarkörper und Aderhaut vorkommen.

Melanome der Iris und des Ziliarkörpers sind seit längerer Zeit einer operativen Behandlung zugänglich.

Auch beim Melanom der Aderhaut gelingt das gelegentlich dank verbesserter Operationstechniken. Bewährte Methoden wie die **Lichtkoagulationen** oder die Behandlung mit **radioaktiven Substanzen** werden fortlaufend verbessert, so daß die fast schicksalshafte Konsequenz, das Auge entfernen zu müssen (Enukleation) ihren Schrecken weitgehend verloren hat.

[28] Toxoplasmose: Parasitenerkrankung, Übertragung durch Haustiere

Wichtig ist die frühzeitige Erkennung des Tumors durch den Augenarzt, damit die Behandlung einsetzt, bevor sich Metastasen bilden.

In die Aderhaut metastatieren besonders häufig das **Mammakarzinom** und das **Bronchialkarzinom.**

Melanoblastom: bösartiger Tumor der Uvea.
Behandlung: je nach Lage Entfernen des Tumors oder des ganzen Auges, wenn möglich, Lichtkoagulation oder Bestrahlung.

13.3 Fehlbildungen

Kolobom

Bestimmte **spaltförmige Defekte der Uvea** (Tafel V/3) bezeichnet man als Kolobome[29]. Sie entstehen bei einem unvollkommenen Schluß der Augenbecherspalte (s. Kap. 15.1). Sie können in unterschiedlicher Größe die Iris allein betreffen oder als ausgedehnte Fehlbildung Aderhaut, Netzhaut und Sehnerv einbeziehen (bei Toxoplasmose!).

Ein postoperatives Kolobom bleibt nach Katarakt- und Glaukomoperationen zurück.

Albinismus

Bei allgemeiner **Pigmentarmut** (Albinismus[30]) leuchten die Augen wegen Mangelns an Pigment in der Uvea auf (Tafel V/4).

Die Betroffenen sind extrem lichtempfindlich und müssen ständig eine Lichtschutzbrille tragen. Es handelt sich um ein **Erbleiden.**

Heterochromie

Weisen die Irides beider Augen eine deutliche **Farbdifferenz** auf, so spricht man von Heterochromie.

Milde verlaufende Iritiden und eine Katarakt können im Zusammenhang mit einer Heterochromie auftreten.

Kolobom: Spaltbildung der Uvea.
Albinismus: allgemeiner Pigmentmangel, rote Augen, Lichtscheu.
Heterochromie: unterschiedliche Farbe der Irides.

[29] kolobos (gr.) verstümmelt

[30] albus (lat.) weiß

Fragen

13

- Was verstehen Sie unter folgenden Begriffen:
  Iritis, Albinismus, Kolobom, Melanoblastom?
- Welche Gefahren drohen bei einer Iritis, bei einem Melanoblastom der Aderhaut?

- Was verstehen Sie unter folgenden Begriffen:
  Iridozyklitis, Chorioiditis, Synechie, Napfkucheniris, Heterochromie
- Was bewirkt eine intrauterin erworbene Toxoplasmose am Auge?

14 Erkrankungen der Netzhaut

14.1 Blutgefäße

Die Netzhaut ist als Träger höchster Sinnesleistungen in hohem Maße von einer ausreichenden Blutzufuhr abhängig. Störungen können für das Sehvermögen nachteilige Folgen haben.

Zentralarterienverschluß

Beim Verschluß einer Netzhautarterie wird die Blutzufuhr im gesamten Versorgungsbereich des betreffenden Gefäßes unterbrochen. Liegt der Verschluß in der Zentralarterie, so erlischt die Lichtempfindung des Auges nahezu schlagartig. Ist nur ein Ast der Zentralarterie verschlossen, fällt die Lichtwahrnehmung im betreffenden Versorgungsgebiet aus.

Kommt die Blutzirkulation nicht innerhalb weniger Stunden in Gang, bleibt das Auge blind. Behandlungsversuche früherer Jahre, einschließlich der systemischen Lyse brachten nicht den erwünschten Erfolg. Neuerdings verspricht eine direkte Lysebehandlung mit einem Katheter, der über die Arteria femoralis bis dicht hinter das Auge in die Arteria ophthalmica vorgeschoben wird, Heilung, wenn sie in einer Frist von 6 Stunden erfolgt.

Zentralvenenverschluß

Der Verschluß der Zentralvene oder eines ihrer Äste führt zu einem Rückstau im betreffenden Einzugsgebiet. Es kommt zu teilweise massiven Blutungen in die Netzhaut, die je nach Lage und Ausdehnung das Sehvermögen beeinträchtigen. Mögliche Komplikation: *Sekundärglaukom* **(hämorrhagisches Glaukom).**

Behandlung: richtet sich nach dem Grundleiden (Arteriosklerose, Hypertonie, primäre Venenerkrankung).

Den Komplikationen beugt man mit einer Laserbehandlung vor, wobei das gesamte befallene Gebiet in ein Narbenfeld umgewandelt wird.

Periphlebitis

Eine seltene, bei Jugendlichen auftretende Venenerkrankung (Periphlebitis retinae) ist durch die Ausbildung *venöser Wundernetze* sowie durch *Gefäß- und Gewebsstränge (Retinitis proliferans)* charakterisiert. Aus Wundernetzen und Proliferationssträngen können massive *Blutungen* in den Glaskörper erfolgen.

Behandlung: Lichtkoagulation (s. Kap. 14.3) der Blutungsquellen.

Zentralarterienverschluß: Unterbrechung der Blutzufuhr in der Netzhaut, sofortiger Sehverlust.
Zentralvenenverschluß: Blutungen in die Netzhaut.
Komplikation: Sekundärglaukom.
Periphlebitis retinae: rezidivierende Glaskörperblutung aus venösen Wundernetzen oder Proliferationen.

14.2 Netzhaut bei Myopie

In den überdimensional großen Augäpfeln hoch myoper Menschen (vgl. Kap. 9.1) erfährt die Netzhaut verschiedene Veränderungen. Rund um den Sehnervenkopf schwindet das Aderhautgewebe. Wird der hintere Pol von dem Gewebeschwund erfaßt, sind schwere Sehminderungen die Folge. In den **peripheren Bezirken** kommt es in der verdünnten Netzhaut zu feinsten **zystenförmigen Degenerationen.** An diesen Stellen kann die Netzhaut einreißen. Es entsteht ein **Netzhautloch,** die Vorstufe der Netzhautablösung.

14.3 Netzhautablösung

Die Netzhautablösung (**Amotio** oder **Ablatio**[31] **retinae**) gehört zu den schwersten Augenleiden. Man kann sie jedoch in bestimmten Stadien heilen und, noch wichtiger, durch gezielte Maßnahmen verhindern.

Vorstadium ist in den allermeisten Fällen ein *Loch in der Netzhaut.*

Hoch myope Augen oder durch bestimmte degenerative Prozesse veränderte Netzhäute sind in besonderem Maße gefährdet. Oft spielt auch ein pathologisch veränderter Glaskörper (Stränge an der Netzhaut) für die Entstehung eines Netzhautloches oder Netzhautrisses eine Rolle. Über Netzhautrisse bei Verletzungen s. Kap. 17.2.

Oft reißt, wenn das Netzhautgewebe an einer Stelle aufgerissen wird, ein kleines Blutgefäß mit ein. Es kommt zu einer leichten Blutung, welche der Patient als **Nebel** oder **Ruß** vor dem Auge bemerkt. Dringt durch das Netzhautloch flüssiger Glaskörper hinter die Netzhaut, so wird diese von ihrer Unterlage abgehoben. Der Patient bemerkt einen **schwarzen Vorhang,** der sich allmählich vor das Auge schiebt. Ist die gesamte Netzhaut abgehoben, dann erkennt der Patient nur noch Lichtschein.

Unmittelbar nach Entdeckung einer Netzhautablösung muß der Patient in eine Augenklinik gebracht und zur Operation vorbereitet werden. Um das Fortschreiten einer beginnenden Ablatio aufzuhalten, muß der Patient strenge Bettruhe einhalten.

Bei den heute üblichen **Operationsmethoden** werden die Erkenntnisse der letzten 50 Jahre verwertet. Der Schweizer *Jules Gonin* ging davon aus, daß man das *Netz-*

[31] ablatus (lat.) abgehoben

hautloch verschließen müsse. Er erreichte dies, indem er mit einem Glühkauter Herde auf die dem Netzhautloch benachbarten Stellen der Lederhaut setzte. Es bildeten sich von der Lederhaut ausgehende Narben, welche Netzhaut, Aderhaut und Lederhaut fest miteinander verwachsen ließen. Heute verwendet man für dieses Verfahren eine **Diathermieelektrode** oder einen Gefrierstift. Bei sehr flachen Abhebungen oder bei Netzhautlöchern ohne Ablösung leistet die von dem deutschen Augenarzt *Meyer-Schwickerath* im Lauf der letzten 20 Jahre entwickelte Methode der **Lichtkoagulation** Wertvolles.

Meyer-Schwickerath setzte die Narben in der Netzhaut, indem er unter Sichtkontrolle energiereiches Licht in das Auge schickte. Das Netzhautloch wird mit einem Kranz von Koagulationsherden eingerahmt, die bereits nach zwei Wochen feste Narben bilden (Tafel VII/2). Die Methode der Lichtkoagulation hat sich in der ganzen Welt in der Behandlung der Netzhautablösung und einer ganzen Reihe anderer Netzhautleiden durchgesetzt. Statt der von *Meyer-Schwickerath* entwickelten „Lichtkanone" werden heute meistens **Lasergeräte** verwendet.

Ein weiteres Verfahren, von dem deutschen Augenarzt *Custodis* entwickelt, folgte der Vorstellung, daß man Netzhaut und Netzhautunterlage einander annähern müsse. *Custodis* nähte auf die Sklera eine **Kunststoffplombe** auf, wodurch die Sklera nach innen gebuckelt wurde und mit der abgelösten Netzhaut Kontakt bekam. Statt der festverankerten Plombe verwendet man heute gelegentlich einen kleinen Ballon, der wieder entfernt wird, wenn sich die Netzhaut angelegt hat.

Die Netzhautchirurgie hat sich in den letzten Jahren weiterentwickelt. Es ist jetzt möglich, Endoskope in das Auge einzuführen und unter Sichtkontrolle mit schneidenden und saugenden Instrumenten im Glaskörper und an der Netzhaut zu arbeiten. In der Chirurgie komplizierter Netzhautablösungen, schwerer Verletzungen und proliferativer diabetischer Retinopathie (s. Kap. 14.5) wird dieses Verfahren, die **Vitrektomie,** bevorzugt angewendet.

Besonders wichtig ist, daß Augen, denen eine Netzhautablösung drohen kann (hohe Myopie!), regelmäßig untersucht werden.

Die **Pflege frisch Operierter** bereitet vor allem psychologische Schwierigkeiten. Mitunter ergeht die Anordnung, daß beide Augen mehrere Tage lang verbunden bleiben müssen. Der Patient muß **strenge Bettruhe** einhalten, ist also trotz sonst guten Allgemeinbefindens völlig hilflos. Dazu kommt, vor allem bei mehrfach Operierten, die Angst vor dem Mißerfolg. Diese Patienten richtig zu führen, erfordert neben einem gewissen Maß an Strenge viel Geduld und Einfühlungsvermögen.

Netzhautablösung: entsteht, wenn flüssiger Glaskörper durch ein Netzhautloch hinter die Netzhaut gerät.
Voraussetzung: Netzhautdegenerationen bei disponierten Augen (hohe Myopie).
Symptome: „Rußflocken", schwarzer Vorhang, Sehverlust.
Behandlung: Operation (Diathermie, Plombe, Lichtkoagulation, Vitrektomie).
Prophylaxe: Kontrolle gefährdeter Augen, Lichtkoagulation „anliegender" Netzhautlöcher. Vermeiden gefährlicher Sportarten und bestimmter beruflicher Tätigkeiten. Bei den ersten Anzeichen einer Netzhautablösung sofort zum Augenarzt.
Pflegerische Maßnahmen: je nach Operation.

14.4 Embryopathien

Über Netzhaut-Aderhaut-Narben bei **Toxoplasmose** s. S. 105. Die **Rötelnembryopathie** (vgl. S. 105) äußert sich neben einer Katarakt auch in einer Netzhauterkrankung, die jedoch ein begrenztes Sehvermögen zuläßt.

14.5 Netzhaut bei Allgemeinleiden

Mit dem Augenspiegel kann der Augenarzt die Blutgefäße der Netzhaut sehen und Veränderungen gegenüber dem Normalbefund erkennen. Da sich aus seinen Befunden mitunter Rückschlüsse auf die Beschaffenheit des gesamten Blutgefäßsystems ziehen lassen, wird der Augenarzt oft an das Krankenbett interner Patienten gerufen. Die Untersuchung erfolgt bei weiter Pupille; also 20 Minuten vor Erscheinen des Augenarztes „weittropfen".

Hypertonie

Bei der Hypertonie, insbesondere beim sog. **„renalen Hochdruck"** (hohe diastolische Werte), sind die Netzhautarterien verengt. In der Netzhaut selbst finden sich weiße Exsudate, gelbe Fetteinlagerungen und Blutungen (Tafel VI/4). Im Endstadium, meist im urämischen Koma, kann infolge eines hochgradigen Ödems die Papille anschwellen und eine seröse Netzhautablösung auftreten.

Diabetes mellitus

Im Verlauf eines Diabetes mellitus kann eine Netzhauterkrankung (Tafel VII/1) das Sehvermögen bis zur Erblindung schädigen.

Je nach Verlaufsform treten **Blutungen** auf oder es bilden sich an den Gefäßen kleine Aussackungen **(Mikroaneurysmen).** Eine zweite Form zeichnet sich durch **aterielle Wundernetze** aus, deren Wände sehr brüchig sind und aus denen es sehr leicht blutet. Die schwerste Form ist dadurch gekennzeichnet, daß von der Netzhaut Gefäße und Bindegewebe in den Glaskörper vorwachsen **(Proliferation).** Unter rezidivierenden Blutungen schreiten die Proliferationen fort, bis der Glaskörper derb verschwartet ist. Das Auge ist blind. Obwohl man mit der Lichtkoagulation ein gutes Verfahren in der Behandlung der diabetischen Retinopathie besitzt, läßt sich in vielen Fällen das Fortschreiten der Erkrankung nicht aufhalten. Ausgedehnte chirurgische Eingriffe im Glaskörper und im Niveau der Netzhaut (Vitrektomie Kap. 14.5) versprechen Hilfe, selbst in Fällen weit fortgeschrittener proliferativer Retinopathie. Allgemein gilt, daß die Heilungsaussichten um so besser sind, je früher die Krankheit entdeckt wird.

Ein Hypertoniker sollte, ein Diabetiker muß dem Augenarzt vorgestellt werden.

14.6 Degenerationen

Degenerative Veränderungen, seien sie angeboren oder Folge einer schlechten Blutversorgung, wirken sich bei einem hoch spezialisierten Gewebe wie der Netzhaut besonders nachteilig aus.

Altersabhängige Makuladegeneration

Im höheren Alter kann es zu spezifischen Gewebsveränderungen am hinteren Augenpol kommen. Für die Betroffenen ist dies besonders lästig, weil zwar das Gesichtsfeld in der Regel erhalten bleibt, das zentrale Sehen aber erhebliche Einbußen erleidet. Beim Lesen sind die Patienten auf vergrößernde Sehhilfen (Lupen, Lupenbrille, Fernsehlesegeräte) angewiesen. Im täglichen Leben sind sie dadurch behindert, daß sie die Gesichter ihrer Mitmenschen nicht mehr richtig erkennen. Die Krankheit kann so schwer verlaufen, daß der Patient einem Blinden sozial gleichgestellt ist. Bei einer besonderen Form, der feuchten Makuladegeneration, kann die Behandlung mit Laserstrahlen den Verlauf deutlich verzögern. Ansonsten sind Behandlungsversuche erfolglos. Chirurgische Verfahren (Ausschneiden von Gefäß- und Bindegewebsplatten unter der Makula) befinden sich in der klinischen Erprobung. Verfahren wie die Implantation von Pigmentepithelzellen oder die Implantation von Mikrochips unter die Netzhaut werden noch wissenschaftlich erforscht.

Wichtig ist, daß sich Patienten mit einer fortschreitenden Makuladegeneration unter augenärztlicher Anleitung selbst kontrollieren und bei den geringsten Anzeichen einer Verschlechterung sofort den Augenarzt aufsuchen.

Als **Ursache** der altersabhängigen Makuladegeneration nahm man lange Zeit eine Blutmangelversorgung der Makula an. Neuere Forschungen haben dies widerlegt. Es scheint sich um eine Resorptionsstörung der Netzhautunterlage, des Pigmentepithels, zu handeln, das mit dem „Schutt“ aus den retinalen Sinneszellen nicht mehr fertig wird.

Altersabhängige Makuladegeneration: Nachlassen der zentralen Sehschärfe wegen des Altersumbaus der Netzhautmitte.
Retinopathia pigmentosa: Erbkrankheit mit völligem Verlust des peripheren Gesichtsfelds.

Juvenile Makuladegeneration

Eine seltene, **erbliche** Degeneration der Makula tritt bereits bei Jugendlichen auf. Auch diese Patienten benötigen vergrößernde Sehhilfen, um den Anforderungen höherqualifizierter Berufe gerecht zu werden.

Retinopathia pigmentosa

Ebenfalls Folge eines Erbleidens ist die Pigmentdegeneration der Netzhaut (Retinopathia pigmentosa). Während hier das zentrale Sehvermögen lange Zeit erhalben bleibt, **verfällt das Gesichtsfeld.** Wenn nur noch das zentrale Sehen bei sonst völlig ausfallendem Gesichtsfeld vorhanden ist, spricht man von einem **Flintenröhrengesichtsfeld.** Eine **Cataracta complicata** kann das Leiden noch verschlimmern.

Die deutsche Retinitis-pigmentosa-Vereinigung ist eine in ganz Deutschland verbreitete Selbsthilfegruppe. Sie unterstützt ihre Mitglieder in allen sozialen Fragen und fördert wissenschaftliche Arbeiten zur Erforschung der Retinopathia pigmentosa.

14.7 Tumoren

Das **Retinoblastom** ist ein bösartiger, im Kleinkindesalter entstehender Tumor der Netzhaut. Es tritt **familiär gehäuft** auf. Bemerkt wird es meistens dann, wenn es zu einer solchen Größe herangewachsen ist, daß man beim Beobachten der Pupille ein gelbliches Aufleuchten bemerkt (Tafel VII/4), eine Zufallsbeobachtung oft dann, wenn die Mutter von oben auf das im Bett liegende Kind blickt, während die Deckenbeleuchtung eingeschaltet ist. In diesem Stadium ist man in der Regel gezwungen, das Auge zu entfernen, denn wächst der Tumor, so gelangt er entlang des Sehnervs in das Gehirn, und das Leben des Kindes ist nicht mehr zu retten. Da eine **Schielstellung erstes Symptom** eines Retinoblastoms sein kann, wird der Tumor mitunter bei der ersten Untersuchung eines Schielkindes entdeckt! Da der Tumor **sehr oft beidseitig** *auftritt,* muß das Partnerauge immer wieder in Narkose kontrolliert werden.

Beginnende kleine Retinoblastomknoten können mit Lichtkoagulation zerstört werden. Ist ein Retinoblastom am letzten Auge dieser Behandlung nicht mehr zugänglich, steht man vor der bitteren Notwendigkeit, auch dieses Auge entfernen zu müssen. Die Geschwister eines an Retinoblastom erkrankten Kindes müssen unbedingt augenärztlich untersucht werden.

Netzhauttumoren im Erwachsenenalter sind nicht lebensbedrohlich und kommen meist im Zusammenhang besonderer Krankheitskomplexe vor.

Retinoblastom: vererbbarer, bösartiger Tumor der Netzhaut, in den ersten Lebensjahren auftretend.
Diagnose: Zufallsbeobachtung bei Erstuntersuchung eines Schielkindes, gelblich leuchtende Pupille.
Behandlung: kleine Knoten: Lichtkoagulation; größere Tumoren: Entfernen des Auges.
Vorsichtsmaßnahmen: regelmäßige Kontrollen des Kindes und seiner Geschwister.

Fragen

14

- Was verstehen Sie unter einem Retinoblastom?
- Was ist die Folge eines Verschlusses der Netzhautzentralarterie, eines Netzhautloches oder Netzhautrisses, einer zu spät erkannten diabetischen Retinopathie, eines zu spät erkannten Retinoblastoms?
- Wodurch sind hoch kurzsichtige Augen besonders gefährdet?
- Wie äußert sich eine beginnende Netzhautablösung?
- Warum müssen Diabetiker augenärztlich untersucht werden?
- Worauf ist bei einem vom Retinoblastom befallenen Kind und bei dessen Geschwistern zu achten?

- Was verstehen Sie unter Periphlebitis retinae?
- Was ist die Folge eines Verschlusses der Netzhautzentralvene?
- Wie beugt man einer Netzhautablösung vor?
- Wie behandelt man eine Netzhautablösung?
- Wie äußert sich eine senile Makuladegeneration?
- Wie verläuft eine Retinopathia diabetica?
- Was kann der Augenarzt bei der Netzhautspiegelung eines Hypertonikers erkennen?
- Welche Anwendungsmöglichkeiten der Lichtkoagulation kennen Sie?
- Welche Anwendungsgebiete der Vitrektomie kennen Sie?

15
Neurologie und Auge

15.1 Entwicklung des Auges und der Sehbahn

Das Auge entwickelt sich in früher Embryonalzeit aus der Neuralplatte, ist also ein **Teil des Gehirns.** Es bildet sich das **Augenbläschen,** das sich zum **Augenbecher** einstülpt. Dessen **innere Schicht** wird später zur **Netzhaut,** die **äußere Schicht** zur *Unterlage der Netzhaut,* dem **Pigmentepithel.** Die Verbindung zwischen Augenbecher und Zwischenhirn, der **Augenstiel,** wird später zum **Sehnerv.** Die Wachstumsgeschwindigkeit der einzelnen Becheranteile ist unterschiedlich groß. Es entsteht eine Becherspalte, die sich später schließt. Einen unvollkommenen Schluß der Becherspalte bezeichnet man als **Kolobom** (vgl. Kap. 13.3).

Der das Licht aufnehmende und weiterleitende Apparat des Auges ist also als Gehirnanteil zu betrachten. Aus diesem Grund stößt der Versuch, ein Auge zu verpflanzen, auf unüberwindliche Schwierigkeiten, da es nicht gelingt, einmal durchtrennte weiße Hirnsubstanz, den Sehnerv, wieder funktionsfähig zu machen.

Die **Sehnerven** beider Augen treten durch die Orbitaspitze in das Gehirn ein und verlaufen zunächst bis zum **Türkensattel (Sella).** Dort, unmittelbar über der Hypophysengrube, überkreuzen sich die Sehnerven **(Chiasma**[32]**).** Die **Sehbahn** verläuft dann weiter zu den **seitlichen Kniehöckern** und von dort als breit aufgefächerte **Sehstrahlung** zur **Sehrinde** im Hinterhauptshirn (Abb. 27).

Sehnerv und Netzhaut entwickeln sich als Gehirnteile.
Verlauf der Sehbahn: Sehnerven, Sehnervenkreuzung, Sehstrahlung, Sehrinde.

15.2 Erkrankungen des Sehnervs

Entzündungen

Neuritis

Die Entzündung des Sehnervs kann sich auf der Papille **(Papillitis)** oder in Anteilen außerhalb des Auges **(retrobulbäre Neuritis)** abspielen. Zur letzteren kommt es gehäuft im Verlauf einer **Multiplen Sklerose.**

Die Sehschärfe ist herabgesetzt. Im Gesichtsfeld finden sich Ausfälle. Der

[32] nach dem griechischen Buchstaben χ (Chi)

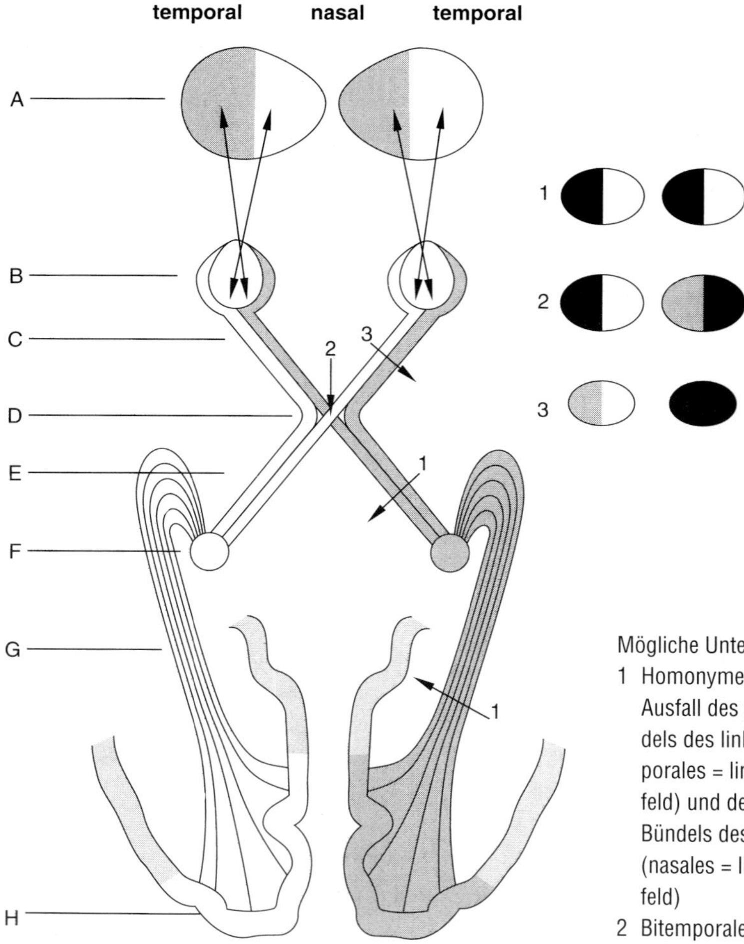

Mögliche Unterbrechungen:

1 Homonyme Hemianopsie: Ausfall des nasalen Bündels des linken Auges (temporales = linkes Gesichtsfeld) und des temporalen Bündels des rechten Auges (nasales = linkes Gesichtsfeld)

2 Bitemporale Hemianopsie: Ausfall der nasalen, kreuzenden Bündel beider Augen (Ausfall der temporalen Gesichtsfelder)

3 Vollständige Erblindung eines Auges: Ausfall der nasalen und temporalen Bündel eines Auges

Weitere Erläuterungen s. Kap. 15.3.

Abb. 27 Grob schematischer Verlauf der Sehbahn. Eingezeichnet sind mögliche Unterbrechungen und die daraus resultierenden Ausfälle in den Gesichtsfeldern beider Augen.

A Gesichtsfeld
B Auge mit Netzhaut
C Sehnerv
D Sehnervenkreuzung (Chiasma)
E Sehbahn
F Seitliche Kniehöcker
G Sehstrahlung
H Sehrinde im Hinterhauptshirn

Sehnerv kann sich nach einer Neuritis wieder erholen. Spätfolgen sind allerdings häufig. Einzelne Faserbündel, in schweren Fällen der gesamte Sehnerv, sterben ab: es kommt zur **Atrophie**[33].

Riesenzellarteriitis

Sie befällt meist ältere Menschen und äußert sich in Kopfschmerzen, rasch fortschreitender Sehminderung und einer hohen Blutkörperchensenkungsgeschwindigkeit. Die Erkrankung befällt zuerst die **Schläfenarterie (Arteriitis temporalis)** und kann die Erblindung des Auges zur Folge haben.

Beim ersten Verdacht auf eine Risenzellarteriitis (Beschwerden werden der Schwester irgendwann im Lauf des Tages geklagt!) muß sofort der Augenarzt zugezogen werden.

Behandlung: nach Resektion und histologischer Untersuchung der Schläfenarterie mit hohen Kortisongaben.

Durchblutungsstörungen

Sie können zu zeitweiligen oder bleibenden Sehminderungen (Atrophie des Sehnervs) führen.

Behandlung: im Zusammenspiel zwischen Augenarzt und Internist.

Sehnervenatrophien anderer Genese

Optikusatrophien können neben den bereits genannten Ursachen auf erblicher Grundlage oder durch äußere Einflüsse (Vitamin-B-Mangel, Tabak- oder Alkoholabusus) entstehen.

Sehnervenentzündung (Neuritis): Sehminderung, später Atrophie.
Retrobulbäre Neuritis: (Entzündung des Sehnervs außerhalb des Auges.
Riesenzellarteriitis: Stets daran denken, vor allem, wenn alte Patienten über Kopfschmerzen und plötzliche Sehverschlechterung klagen.

Stauungspapille

Wenn ein **Hirntumor** die Liquorzirkulation behindert, bildet sich ein Symptomenkomplex aus, den man als die **„klassische Trias“** bezeichnet: **Kopfschmerzen, Erbrechen, Stauungspapille.** Man sieht mit dem Augenspiegel, daß die Papillengrenzen verwaschen sind (Tafel VI/3). Das Sehvermögen ist oft nur gering beeinträchtigt und verschlechtert sich erst, wenn es nach lange bestehender Stauungspapille zu einer Optikusatrophie kommt.

Die Vorstellung, daß die Stauungspapille ausschließlich durch eine Fortleitung des erhöhten Liquordrucks entsteht, läßt sich in dieser vereinfachten Form nicht halten. Trotzdem gehört die Spiegelung des Augenhintergrunds und die Suche nach einer Stauungspapille zu den wichtigsten diagnostischen Maßnahmen bei Verdacht auf

[33] trephein (gr.) ernähren

einen Hirntumor. Auch Aneurysmen, bestimmte Meningitisformen und Hirnabszesse können eine Stauungspapille verursachen.

Stauungspapille: Anschwellen des Sehnervenkopfes bei Hirndrucksteigerungen, diagnostisch wichtig.

15.3 Schädigungen der Sehbahn

Sie äußern sich in **Gesichtsfeldausfällen,** die so charakteristisch sein können, daß man daraus Rückschlüsse auf Lage und Ausdehnung eines solchen Prozesses (Tumor, Blutung, Entzündung) ziehen kann (Abb. 27).

Zum Verständnis dieser Gesichtsfeldausfälle muß man wissen, daß sich die Sehnerven nur mit einem Teil ihrer Fasern überkreuzen. Es kreuzen nur die Fasern, welche die Eindrücke der nasalen (nasenwärts liegenden) Netzhauthälfte und damit des temporalen (schläfenwärts liegenden) Gesichtsfeldes ableiten. Die Fasern, welche die Eindrücke aus der temporalen Netzhauthälfte (nasales Gesichtsfeld) ableiten, kreuzen nicht, sondern laufen auf derselben Seite weiter. Hinter der Sehnervenkreuzung enthält also die Sehbahn Fasern aus beiden Sehnerven. Wird nun zum Beispiel die Sehbahn rechts hinter dem Chiasma durch einen apoplektischen Insult unterbrochen, so fallen das nasale Bündel (temporales = linkes Gesichtsfeld) des linken Auges und das temporale Bündel (nasales = linkes Gesichtsfeld) des rechten Auges aus. Der Patient sieht also, bei gerader Kopfhaltung und Blick geradeaus, nach links nichts mehr, er „rennt gegen den linken Türpfosten" **(homonyme Hemianopsie**[34]**).** Drückt ein Tumor der Hypophyse oder ein chiasmanaher Hirntumor auf die Sehnervenkreuzung, so werden die nasalen, kreuzenden Fasern geschädigt. Die temporalen Gesichtsfelder beider Augen fallen aus. Es entsteht ein **„Scheuklappengesichtsfeld" (bitemporale Hemianopsie).** Eine **binasale Hemianopsie** ist äußerst selten.

Sehnervenkreuzung: Nasale Fasern (temporales Gesichtsfeld) kreuzen, temporale Fasern (nasales Gesichtsfeld) kreuzen nicht.
Homonyme Hemianopsie: Halbseitenausfall, Schädigung der Sehbahn hinter dem Chiasma.
Bitemporale Hemianopsie: Ausfall der temporalen Gesichtsfelder bei sellanahen Tumoren.

15.4 Pupille

Ist ein Auge erblindet, so reagiert die Pupille auf Belichtung des Auges nicht *(amaurotische Pupillenstarre).* Bei Belichtung des sehenden Partnerauges verengt sie sich *(konsensuelle Reaktion).*

Fehlen direkte und konsensuelle Reaktionen, wobei das Auge keineswegs

[34] opsis (gr.) das Sehen, hemi- (gr.) halb-

blind sein muß, so spricht man von einer *absoluten Pupillenstarre.* Sie wird entweder durch pupillenwirksame Medikamente oder durch Störungen im Verlauf des dritten Gehirnnervs hervorgerufen. Über Pupillenstörungen beim **Horner-Syndrom** s. Kap. 5.2.

Das Vorhandensein oder Fehlen der Pupillenreaktion auf Belichtung kann Aufschlüsse über den Grad einer Bewußtseinstrübung geben. Deshalb in solchen Fällen vor einem augenärztlichen Konsiliarbesuch nur auf ausdrückliche Anordnung „weittropfen“.

15.5 Augenmuskellähmungen

Die zum Auge ziehenden Hirnnerven können auf ihrem ganzen Weg vom Kerngebiet bis zum Auge von krankhaften Prozessen erfaßt werden: Tumoren, Blutungen (besonders bei Hypertonie, Arteriosklerose, Diabetes mellitus), Entzündungen und heute in zunehmendem Maße Verletzungen. Einfach zu erkennen sind die Ausfälle jener Nerven, die nur einen bestimmten Muskel betreffen.

Der **siebte Gehirnnerv (Nervus facialis)** innerviert die gesamte mimische Muskulatur und somit auch den Ringmuskel der Lider. Bei der Fazialislähmung (herabhängender Mundwinkel) können die Lider nicht mehr geschlossen werden. Es entsteht ein **Lagophthalmus** (s. S. 63).

Der **vierte** und der **sechste** Gehirnnerv innervieren nur jeweils einen Augenmuskel. Bei der **Abduzenslähmung** (sechster Gehirnnerv) ist der äußere gerade Augenmuskel betroffen. Das Auge ist bei der Auswärtswendung behindert.

Bei der **Trochlearislähmung** (vierter Gehirnnerv) ist der obere schräge Augenmuskel betroffen. Das Auge ist bei Senkung und Einwärtsrollung behindert. Um Doppelbilder zu vermeiden, dreht der Patient den Kopf zur kranken Seite und neigt ihn zur gesunden (*kompensatorische Kopfzwangshaltung,* Abb. 28).

Vielfältiger sind die Ausfälle bei einer Lähmung des **dritten Gehirnnervs (Nervus oculomotorius),** denn er versorgt den Lidheber, vier der sechs äußeren Augenmuskeln und den glatten Muskel, der die Pupille schließt

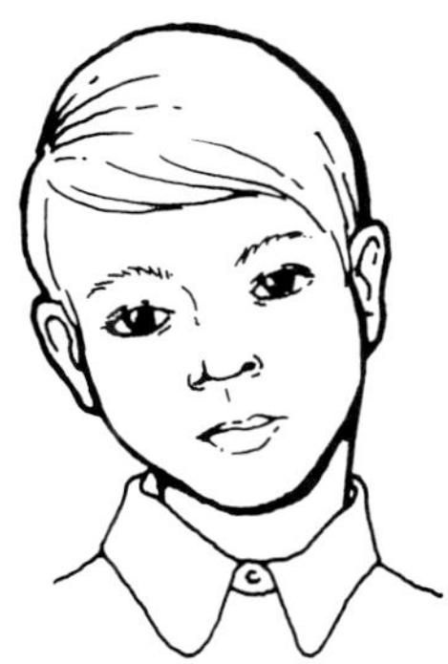

Abb. 28 Kompensatorische Kopfzwangshaltung bei linksseitiger Trochlearislähmung.

(Sphinkter). Bei einer **kompletten Okulomotoriuslähmung** ist das Auge bei Hebung, Senkung, Einwärtswendung und Außenrollung gelähmt. Da gleichzeitig das Oberlid herabhängt (Ptosis), treten keine Doppelbilder auf. Die Pupille ist erweitert und lichtstarr (absolute Pupillenstarre, vgl. S. 99). Oft ist die Pupille jedoch ausgespart. Über Behandlungsmöglichkeiten bei Augenmuskellähmungen s. Kap. 3.3, über Pupillenstörung bei Sympathikusläsion *(Horner-Syndrom)* Kap. 5.2.

Fazialislähmung: Lagophthalmus.
Abduzenslähmung: Einwärtsschielen, Auge folgt bis zur Mittellinie.
Okulomotoriuslähmung: Ptosis, Lähmung äußerer und innerer Augenmuskeln (absolute Pupillenstarre).

15.6 Augenzittern (Nystagmus)

Im Gefolge mancher Gehirnerkrankungen, aber auch als angeborene Krankheit tritt das Augenzittern (**Nystagmus**[35]) auf. Die Augäpfel führen ständig ruckartige Bewegungen aus, die in verschiedenen Blickrichtungen unterschiedlich stark ausgeprägt sein können. Beim angeborenen Nystagmus besteht oft in einer bestimmten Blickrichtung eine „ruhige Zone", in der keine Ruckbewegungen erfolgen. Die Kinder nehmen deshalb eine entsprechende **Kopfzwangshaltung** ein **(okulärer Schiefhals).** Falsch wäre es, einem solchen Kind die Kopfzwangshaltung abgewöhnen zu wollen, denn es ist darauf angewiesen, um das Augenzittern zu vermeiden.

Abhilfe kann eventuell durch eine Augenmuskeloperation geschaffen werden, durch die das Kind in die Lage versetzt wird, bei gerader Kopfhaltung relativ ruhig zu fixieren.

Vom pathologischen Nystagmus ist der sog. optokinetische Nystagmus zu unterscheiden, der unwillkürlich beim Betrachten bewegter Objekte auftritt, z. B. beim Blick aus dem Fenster eines fahrenden Zuges.

Nystagmus: Augenzittern, kann angeboren sein oder bei Erkrankungen des Gehirns auftreten.
Beim angeborenen Nystagmus mit ruhiger Zone Kopfzwangshaltung.

[35] nystazein (gr.) nicken

- Was verstehen Sie unter folgenden Begriffen: Optikusatrophie, Stauungspapille, Nystagmus?
- Warum kann man ein ganzes Auge nicht verpflanzen?
- Woran denken Sie, wenn ein älterer Patient über Kopfschmerzen und plötzlich nachlassendes Sehvermögen klagt, und was veranlassen Sie?
- Worauf muß man bei einer Fazialislähmung achten?

- Was verstehen Sie unter folgenden Begriffen: Papillitis, retrobulbäre Neuritis, okulärer Schiefhals, amaurotische Pupillenstarre?
- Warum soll man einem Bewußtlosen keine Mydriatika ins Auge tropfen?
- Aus welcher Anlage entwickeln sich Netzhaut und Sehnerv?
- Wie entstehen Kolobome?
- Wie verläuft die Sehbahn?
- Worauf weist die Trias Kopfschmerzen, Erbrechen, Stauungspapille hin?
- Welche Ausfälle bewirkt
  a) eine Schädigung der Sehbahn hinter der Sehnervenkreuzung,
  b) ein auf die Sehnervenkreuzung drückender Hypophysentumor?
- Sie haben einen Patienten mit einem Apoplex gepflegt. Beim ersten Aufstehen stößt er gegen ein rechts von ihm befindliches Hindernis. Er gibt an, es nicht gesehen zu haben. Warum?

16

16 Zusammenhänge zwischen Augenkrankheiten und Allgemeinleiden. Nebenwirkungen von Medikamenten

Das Auge wird im Verlauf vieler Allgemeinerkrankungen mitbetroffen. Die folgende tabellarische Aufstellung (Tab. 16-1) dient als Nachschlagewerk. Sie soll eine Übersicht über Augenbeteiligungen bei Allgemeinleiden sowie ein besseres Verständnis für die notwendige Zusammenarbeit der einzelnen Fachdisziplinen vermitteln.

Tab. 16-1 Übersicht von Grundkrankheiten mit Augenbeteiligung

Grundkrankheit	Augenbeteiligungen
AIDS	Kaposi-Sarkom der Lider, nekrotisierende Retinitis
Antiarrhythmika (Amiodaron, Cordarex®)	Einspeicherung von Kristallen in der Hornhaut
Morbus Bechterew	Iridozyklitis
Botulismus	Okulomotoriuslähmung (weite, starre Pupille, Sehstörungen in der Nähe durch Akkommodationslähmung, Ptosis, Augenmuskellähmung)
Chininvergiftung und Chininderivate	Gesichtsfeldeinengung, Netzhaut- und Sehnervenschädigung
Diabetes mellitus	Retinopathia diabetica (s. Kap. 14.5) Katarakt (s. Kap. 11.1), Augenmuskelstörungen (s. Kap. 15.4), Sekundärglaukom
Digitalisüberdosierung	Farbsinnstörung (Xanthopsie): Patient sieht alles gelblich
Diphtherie	Pseudomembran der Bindehaut, als Spätfolge Akkommodationslähmung

Tab. 16-1 Übersicht von Grundkrankheiten mit Augenbeteiligung (Fortsetzung)

Grundkrankheit	Augenbeteiligungen
Eklampsie	Extreme Verengung der Netzhautgefäße, Netzhautödem
Endokrine Ophthalmopathie	Exophthalmus (s. Kap. 5.2), Augenmuskelstörungen bzw. -lähmungen (s. Kap. 15.5)
Enzephalomyelitis disseminata (Multiple Sklerose)	Retrobulbäre Neuritis (s. Kap. 15.2) Augenmuskelstörung, Nystagmus
Erythematodes	Lidexanthem, Keratitis, retinale Vaskulitis
Gonorrhö	Blennorrhö (s. Kap. 8.1)
Hirntumoren	Stauungspapille (s. Kap. 15.2), Augenmuskelstörungen, Gesichtsfeldausfälle
Hydrozephalus	„Phänomen der untergehenden Sonne", Optikusatrophie, keine Stauungspapille (Hirndruck kompensiert)
Hypertonie	Veränderungen der Netzhautarterien (s. Kap. 14.5)
Hypophysentumoren	Scheuklappengesichtsfeld (s. Kap. 15.3), Optikusatrophie bis zur Erblindung
Kortisonschädigung	Bei Langzeitbehandlung: Glaukom, Katarakt, bei Oberflächendefekten der Hornhaut Gefahr der Geschwürsbildung
Leukosen	Blutungen und Infiltrate in der Netzhaut, Exophthalmus durch Orbitainfiltrate
Lues (angeboren)	Keratitis, Netzhaut-Aderhaut-Narbe
(erworben)	Uveitis, Pupillenstarre, Optikusatrophie
Masern	Konjunktivitis, Keratitis
Migräne	Halbseitige Kopfschmerzen, Flimmern in der Aura (= beim Anfall)
Nierenerkrankungen (chronisch mit Hochdruck)	Beteiligung der Netzhautarterien und der Netzhaut (Retinopathia hypertensiva) (s. Kap. 14.5)
Photochemotherapie	Katarakt (s. Kap. 11.1)
Riesenzellarteriitis	Gefahr der raschen Erblindung (s. Kap. 15.2)

16

Tab. 16-1 Übersicht von Grundkrankheiten mit Augenbeteiligung (Fortsetzung)

Grundkrankheit	Augenbeteiligungen
Rötelnembryopathie	Katarakt (s. Kap. 11.1), Retinitis (s. Kap. 14.4)
Rosazea	Keratitis
Sarkoidose (Morbus Boeck)	granulomatöse Konjunktivitis/Iritis, retinale Vaskulitis
Sauerstoffintoxikation	Bei Frühgeborenen, die mit hohen O_2-Dosen aus Trichter oder Inkubator versorgt werden, schwere proliferative Netzhautgefäßerkrankung
Schädelfehlbildungen	Fehlbildungen der Orbita, Optikusatrophie
Sinusitis	Orbitalphlegmone (s. Kap. 5.4), Augenmuskelstörungen
Tetanie	Katarakt
Toxoplasmose (angeboren)	Netzhaut-Aderhaut-Narben (s. Kap. 14.4), Kolobome
(erworben)	Retinochorioiditis
Tuberkulose	Chorioiditis (s. Kap. 13.1)
Tuberkulostatika (*Myambutol®*)	Sehnervenschädigung (Optikusneuropathie) bis zur Erblindung
Vitaminmangel – A	Gestörtes Dämmerungssehen, Austrocknung der Bindehaut, Hornhauteinschmelzung
– B	Sehnervenschädigung
– C	Blutung in alle Augengewebe

17 Verletzungen

Patienten, die wegen einer Augenverletzung den Arzt aufsuchen, berichten meistens über einen typischen Unfallhergang, sei es am Arbeitsplatz, bei der Freizeitbeschäftigung oder im Straßenverkehr. Es sollen deshalb an einigen **Fallbeispielen** typische Augenverletzungen, Ursachen, Folgen, Behandlung und Vorbeugemaßnahmen dargestellt werden.

17.1 Oberflächliche Verletzungen

Hornhautabschürfung

Gewebsdefekt der oberflächlichen Hornhautschicht. Heilt in der Regel schnell, Komplikationen sind jedoch möglich.

Erste Hilfe: Lidbindehaut nach Fremdkörper absuchen (Ektropionieren, s. Kap. 4.4).

Behandlung durch den Augenarzt.

Kind, 3 Jahre alt, beim Spielen Sand in das linke Auge bekommen, Schmerzen, Kind weint.

Befund:
Kein Sand mehr im Auge. Hornhaut mit Fluorescein angefärbt: feinste Kratzer über der gesamten Hornhautoberfläche.

Diagnose:
Hornhautabschürfung **(Erosio corneae).**

Behandlung:
Salbe, Verband.

Verlauf:
Tags darauf beschwerdefrei, Hornhaut verheilt.

Weingärtner, 40 Jahre, bei der Arbeit im Weinberg von einem Rebzweig in das rechte Auge getroffen, suchte Augenarzt erst auf, nachdem das Auge vier Tage später erheblich zu schmerzen begonnen hatte.

Befund:
Auge hochrot, typisches Ulcus serpens (vgl. Kap. 10.2, einschließlich Behandlung, und Tafel IV/1).

Fremdkörper

Sie setzen sich in der Lid- oder Augapfelbindehaut fest (Ruß, Staub, Sand, Holzsplitter) oder in unterschiedlicher Tiefe in der Hornhaut (Metallteilchen beim Schleifen, Fräsen, Schweißen).

Komplikationen: Hornhautabschürfung bei subtarsalen Fremdkörpern, wenn der Fremdkörper während des Lidschlags über die Hornhaut gewischt wird, bei Fremdkörpern in der Hornhaut Keratitis und Iritis.

Erste Hilfe: Subtarsale Fremdkörper nach Ektropionieren entfernen, Hornhautfremdkörper so bald wie möglich durch den Augenarzt entfernen lassen.

Krankenschwester, 21 Jahre, verspürt während einer Party zunehmendes lästiges Kratzen im linken Auge, insbesondere während des Lidschlags.

Erste Hilfe:
Zufällig anwesende Kollegin ektropioniert das linke Oberlid (s. Kap. 4.4) und entfernt einen kleinen, schwarzen Fremdkörper aus der Tarsusrinne (unter das Lid geratenes Make-up-Teilchen).

Verlauf:
Beschwerdefrei, keine weitere Behandlung erforderlich.

Kunstschlosser, 30 Jahre, verspürt nach der Arbeit (Fräsen) Schmerzen im rechten Auge, sucht sofort den Augenarzt auf.

Befund:
In Hornhautmitte festsitzender, kleiner Metallfremdkörper, der sich ohne weiteres unter Spaltlampenkontrolle entfernen läßt.

Behandlung:
Nach Versalben und Anlegen eines Augenverbandes einen Tag später bereits beschwerdefrei. Am Tag danach Wunde verheilt.

Gleicher Unfallhergang. Sucht zwei Tage später, nachdem sich das Auge entzündet hat, den Augenarzt auf.

Befund:
Rechtes Auge: am Hornhautrand eingebrannter, verrosteter Fremdkörper mit Begleitentzündung des umgebenden Gewebes, Auge rot. In der vorderen Augenkammer reichlich Zellen (Tafel VIII/1).

Diagnose:
Eingebrannter Hornhautfremdkörper mit Iritis.

Behandlung:
Entfernen des Fremdkörpers. Reinigen der Wunde mit der Rostrandfräse, Behandlung mit antibiotischen Augensalben und Atropin (Iritis).
Während der ersten Tage heftige Schmerzen, Behandlungsdauer insgesamt eine Woche.

Hornhautabschürfung (Erosio): Nachweis an der Spaltlampe durch Anfärben der Hornhaut mit Fluorescein. Obwohl in der Regel harmlos, soll der Heilverlauf durch den Augenarzt überwacht werden (Infektionsgefahr).
Subtarsaler Fremdkörper: Ektropionieren des Oberlides, Entfernung.
Hornhautfremdkörper: Bereits mit bloßem Auge zu erkennen, Entfernung durch den Augenarzt so bald wie möglich.
Gefahr: Verrosten des Fremdkörpers, heftige Entzündung der Hornhaut, Begleitiritis.
Unfallverhütung: Bei Berufen mit Gefährdung der Augen Schutzbrille tragen.

17.2 Stumpfe Verletzungen

Ursachen: Unfälle bei Arbeit, Sport, durch Kinderspielzeug wie Bolzenschleuder oder ähnliche.

Betroffen werden alle Anteile des Auges: Orbita (Fraktur des Orbitabodens, wobei oft ein Augenmuskel eingeklemmt wird), Lederhaut (Berstung), Vorderkammer (Blutansammlung), Linse (Luxation, Trübung), Iris (Ablösung im Kammerwinkel), Netzhaut (Ödem, eventuell mit Spätfolgen, Netzhautriß, Netzhautablösung), Sehnerv (Abriß), außerdem Steigerung des Augendrucks (Sekundärglaukom).

Erste Hilfe: in der Regel nicht erforderlich; Patient soll möglichst bald den Augenarzt aufsuchen.

Prellung

Monteur, 40 Jahre, von einem hochschnellenden Federbolzen mit voller Wucht gegen den linken unteren Orbitarand getroffen.

Befund:
Monokelhämatom (Tafel VIII/6). Beim Auseinanderspreizen der Lider Doppelbilder. Röntgenaufnahme: Fraktur des Orbitabodens (vgl. Abb. 19, Kap. 5.1).

Diagnose:
Orbitabodenfraktur, Verdacht auf Einklemmung eines Augenmuskels.

Behandlung:
Reposition der Fraktur und Befreien des eingeklemmten Muskels.

Hausfrau, 30 Jahre, bekam beim Squashspiel einen Ball direkt gegen das rechte Auge.

Befund:
Monokelhämatom, am Boden der vorderen Augenkammer Blutansammlung (Tafel VIII/2). Augenspiegelung: Ödem und Blutungen am hinteren Augenpol.

Diagnose:
Augapfelprellung mit Hyphaema und Kontusionsödem der Netzhaut.

Behandlung:
Bettruhe, bis das Blut in der Vorderkammer resorbiert ist.

Späterer Verlauf:
Nach Behandlung des Netzhautödems bleibende Sehminderung auf 0,2. Sichtbare Veränderungen an der Makula.

Berufsboxer, 29 Jahre, mußte in mehreren Kämpfen schwere Kopftreffer hinnehmen.

Befund:
Linkes Auge: Linse nicht mehr in normaler Position; der untere Linsenrand ist in der Pupille sichtbar. Beginnende Linsentrübung. Iriswurzel im Kammerwinkel zwischen 11 und 1 Uhr abgelöst. Netzhaut: in der äußersten Peripherie breiter Riß (Orariß) mit beginnender Netzhautablösung.

Diagnose:
Subluxation der Linse, Iridodialyse, beginnende Kontusionskatarakt, Orariß.

Behandlung:
Netzhautoperation (s. Kap. 14.3).

Verlauf:
Zunahme der Linsentrübung, Sekundärglaukom.

Berstung

Landwirt, 50 Jahre, während des Fütterns stößt ihn eine Kuh von unten her mit dem Horn in das linke Auge.

Befund:
Linkes Auge: Lederhaut zwischen Äquator und Sehnervenansatz breit aufgerissen; Uvea, Netzhaut und Glaskörper liegen vor der Wunde.

17

Diagnose:
Augapfelberstung.

Behandlung:
Enukleation.

Sehnervenabriß

Schüler, 10 Jahre, stürzte vom Fahrrad und schlug mit der rechten Schläfe an der Bordsteinkante auf.
Akute Sehverschlechterung rechts.

Befund:
Sehvermögen rechts: Erkennen von Lichtschein. Kein krankhafter Befund zu erheben.

Diagnose:
Verdacht auf Sehnervenabriß.

Verlauf:
Nach wenigen Tagen völlige Erblindung des rechten Auges. Nach einem halben Jahr Papille kalkweiß (Optikusatrophie). Diagnose bestätigt.

Bei Doppelbildern nach stumpfen Verletzungen stets an Orbitabodenfraktur denken. – Nach jeder stumpfen Verletzung zum Augenarzt.

Besondere Gefahrenquellen: mangelnde Sicherheit am Arbeitsplatz, Sport, Kinderspielzeug (Bolzenschuß).

17.3 Verletzungen mit Eröffnung des Augapfels (perforierende Verletzungen)

Ursachen: Arbeitsunfälle, vor allem bei Arbeit mit Hammer und Meißel, Unfall mit Kraftfahrzeug, wenn kein Sicherheitsgurt angelegt wurde und der Kopf gegen die Windschutzscheibe geschleudert wird (Tafel VIII/5). Besondere Gefahr besteht für das Auge, wenn ein Fremdkörper im Augeninneren verbleibt **(intraokularer Fremdkörper).** Intraokulare Metallsplitter können verrosten. **Siderosis** (bei Eisen) und **Chalcosis** (bei Kupfer) führen zur Erblindung.

In der Augenklinik wird der Fremdkörper nach einem speziellen röntgenologischen Lokalisationsverfahren mit dem Magneten oder direkt entfernt.

Erste Hilfe: Bei Verdacht auf perforierende Verletzung trockenen sterilen Verband anlegen, keine Salbe einstreichen, da sich sonst in der Vorderkammer Salbenperlen bilden, die bei der Operation stören. Schnellstens zum Augenarzt!

Verdacht auf eine perforierende Verletzung besteht, wenn die Pupille verzogen ist. Dann muß man annehmen, daß Irisgewebe in den Wundspalt eingeschwemmt worden ist.

Elektroinstallateur, 50 Jahre, wurde von einem schnellenden Draht ins rechte Auge getroffen.

Befund:
Hornhautmitte durchschlagen. Wundränder liegen aneinander. Linse: feine Marke auf der vorderen Kapsel.

Diagnose:
Hornhautperforation und Linsenverletzung.

Behandlung:
Naht der Hornhautwunde.

Verlauf:
Innerhalb eines Vierteljahres Trübung der Linse mit Sehminderung auf Erkennen von Handbewegungen. Linsenextraktion. Anpassen einer Kontaktlinse oder Implantation einer Intraokularlinse.

Studentin, 20 Jahre, saß bei einer Autofahrt auf dem Beifahrersitz, hatte Sicherheitsgurt nicht angelegt. Auffahrunfall bei 50 km/h. Wurde mit dem Kopf gegen die zersplitternde Windschutzscheibe geschleudert.

Befund:
An den Oberlidern und am Nasenrücken Schnittwunden, in denen kleine Glassplitter stecken.
Rechtes Auge: Oberlid von mehreren Schnittwunden zerfetzt. Augapfel: Lederhaut breit eröffnet. Uvea, Netzhaut und Glaskörper vor die Wunde gefallen. Ein großer Glassplitter hat die Periorbita durchschlagen und steckt im Orbitaboden.
Linkes Auge: Einzelne Hautschnittwunden am Oberlid. Unterlid zwischen Tränenpünktchen und nasalem Lidwinkel durchtrennt (Tränenröhrchenabriß). An der Hornhaut-Lederhaut-Grenze schräg verlaufende, zwei Zentimeter lange Wunde, in die Irisgewebe eingeschwemmt ist. Pupille verzogen. Linsenkapsel eröffnet.

Diagnose:
Schwere perforierende Verletzung beider Augen, Lidverletzung, Tränenröhrchenabriß.

Behandlung:
Rechtes Auge: Übernähen der Perforationswunde. Versorgen der Lidverletzung.
Linkes Auge: Entfernen der Linse und vorgefallener Glaskörperanteile. Reposition der Iris. Sorgfältiges Vernähen der Perforationswunde. Versorgen der Lidwunde. Einführen und Befestigen eines Plastikzylinders durch die Tränenröhrchen und Vernähen der Wunde.

Verlauf:
Linkes Auge: Wiedererlangen eines Sehvermögens von 0,7 mit Starbrille. Lidfunktionen ohne Einschränkung. Tränenwege nach Entfernen des Plastikzylinders durchgängig.
Rechtes Auge: Auge blind, Augapfel geschrumpft *(Phthisis)*. Oberlid durch Narben geschrumpft. Mit dünnwandiger Augenprothese einigermaßen günstiges kosmetisches Resultat.

Gießereiarbeiter, 25 Jahre, verspürt bei der Arbeit mit Hammer und Meißel plötzlichen Schmerz am linken Auge. Sucht nach der Arbeit Augenarzt auf.

Befund:
Unweit der Hornhaut-Lederhaut-Grenze Defekt in der Bindehautdecke. Bei Revision Defekt in der Lederhaut.
Röntgenaufnahme der Orbita: schattengebender Fremdkörper.
Auswertung der Spezialaufnahme: im Augapfel liegender (intraokularer) Fremdkörper. Lagebestimmung: in der Augapfelwand temporal unten, weit hinten.

Behandlung:
Nach Eröffnen der Sklera über dem Fremdkörper wird dieser mit einem Magneten her-

ausgezogen. Verschluß der Wunde. Diathermie über der Extraktionsstelle zur Verhütung einer Netzhautablösung.

Parallelfall mit gleichem Unfallhergang. Suchte erst Wochen später den Augenarzt auf, nachdem er Schmerzen im Auge bekommen und eine Sehverschlechterung bemerkt hatte.

Befund:
An der Hornhautrückfläche bräunliche Beschläge, Iris bräunlich verfärbt. Linse: bräunlich schillernde Eintrübung. Röntgenaufnahme: schattengebender intraokularer Fremdkörper.

Diagnose:
Intraokularer Eisensplitter mit beginnender Verrostung (Siderosis) des Augapfels.

Weiterer Verlauf:
Verlust der Netzhautfunktionen nicht mehr aufzuhalten. Erblindung, Sekundärglaukom.

Perforierende Verletzungen:
Vom Augenlid bis zur Netzhaut können alle Abschnitte in unterschiedlicher Schwere betroffen sein.
Beim Autofahren Sicherheitsgurt tragen!
Bei Verdacht auf perforierende Verletzung keine Salben einstreichen!
Intraokulare Fremdkörper können das Sehvermögen bis zur Erblindung verschlechtern.

17.4 Verätzungen und Verbrennungen

Ursachen: Arbeitsunfälle beim Hantieren mit Säuren, Laugen, gebranntem oder gelöschtem Kalk (Tafel VIII/3 und 4).

Erste Hilfe: Sie ist für den weiteren Verlauf entscheidend! Es kommt darauf an, das Auge rasch und vollständig von der ätzenden Substanz zu befreien. Da ein geeignetes Spülgefäß meistens fehlt, ist man darauf angewiesen, mit Leitungswasser zu spülen. Es soll so lange und nach Möglichkeit unter fließendem Wasser gespült werden, bis man annehmen kann, daß das Auge frei von ätzenden Substanzen ist. Anschließend sofort zum Augenarzt! Bei Verätzungen mit Kalk ist die Spülung deshalb problematisch, weil die chemischen Reaktionen unter Umständen durch die Verbindungen zwischen Kalk und Wasser intensiviert werden. Ölige Lösungsmittel sind deshalb besser geeignet. Besonders wichtig ist die mechanische Entfernung der Kalkteilchen.

Die Folgen einer zu spät oder unzureichend versorgten Verätzung sind schwerwiegend. Vor allem Laugen- und Kalkverätzungen führen zu Nekrosen und Verwachsungen der Bindehaut mit Narbenentropium oder -ektropium. Die Hornhaut kann sich bis zur Erblindung eintrüben. Eine Keratoplastik hat meist eine schlechte Prognose.

Säureverätzung

Chemielaborant, 25 Jahre. Während der Arbeit spritzte ihm verdünnte Schwefelsäure in beide Augen.

Erste Hilfe:
Sofort Augen im Wasserstrahl mehrere Minuten lang gespült, dann Augenarzt aufgesucht.

Befund:
Beidseits nur geringe Bindehautreizung, feine, mit Fluorescein anfärbbare Stippchen auf der Hornhaut.

Verordnung:
Ölige Augentropfen stündlich. Nach zwei Tagen beschwerdefrei.

Verätzungen durch Säuren oder Laugen (noch gefährlicher wegen der besonderen Form der Gewebszerstörung!).
Erste Hilfe: Sofort spülen, dann zum Augenarzt. Folgen zu spät behandelter Verätzungen: Nekrose und Verwachsungen der Bindehaut, Narbenentropium oder -ektropium. Hornhauttrübung bis zur Erblindung.

Kalkverätzung

Maurer, 30 Jahre, auf der Baustelle mit einer vollen Kelle mit gelöschtem Kalk in das rechte Auge getroffen. Nicht gespült, nur ausgewischt. Drei Stunden später, als sich die Schmerzen verstärkten, Augenarzt aufgesucht.

Befund:
Rechtes Auge: Kalkteilchen im Bindehautsack. Bindehaut ödematös geschwollen, an einzelnen Stellen blutleer. In der Hornhaut Kalkplatten eingefressen.

Behandlung:
Spülen des Bindehautsacks bis unter die obere Übergangsfalte. Entfernen einzelner Partikel mit der Pinzette. Stationäre Aufnahme, Antibiotika, hyperämisierende Medikamente.

Verlauf:
Bleibende Hornhauttrübung, Nekrose der Bindehaut und Verklebung der Lid- und Augapfelbindehaut. Mehrere plastische Operationen.

Verbrennung

Schüler, 12 Jahre, zündete einen Feuerwerkskörper, wobei ihn die Stichflamme in das linke Auge traf.

Befund:
Zilien versengt, Hornhautoberfläche verschmort und mit Rußteilchen übersät.

Behandlung:
Abschaben der Hornhautoberfläche, Salbe, Verband.

Verlauf:
Nach drei Tagen Hornhaut glatt verheilt.

Kraftfahrer, 30 Jahre, erlitt bei Unfall Verbrennungen der rechten Gesichtshälfte.

Befund:
Verbrennungen dritten Grades an den Lidern; Bindehaut und Hornhaut verkocht.

Behandlung:
Uhrglasverbände, Antibiotika. Später Lidplastik und Versuch der Keratoplastik.

Verblitzung (Keratitis photoelectrica)

17

Ursache: Starke Ultravioletteinstrahlung (Elektroschweißen, Höhensonne, Aufenthalt im Hochgebirge ohne Schutzbrille).

Folge: Hornhautödem, starke Schmerzen, die einige Stunden nach dem Unfall einsetzen.

Verlauf: Schnelle Rückbildung.

Ein 25jähriger Schweißer erscheint nachts gegen 2 Uhr. Er hat starke Schmerzen und preßt beide Hände vor die Augen. Er erzählt, daß er acht Stunden zuvor, kurz vor Feierabend, ohne Schutzbrille noch einmal mit seinem Elektroschweißgerät gearbeitet habe.

Befund:
Erst zu erheben, nachdem ein Lokalanästhetikum getropft wurde: beide Augen rot, Hornhäute beidseits ödematös gestippt.

Behandlung:
Ausnahmsweise zur Erstversorgung Einstreichen einer anästhesierenden Salbe, um den Patienten die Nacht über schmerzfrei zu halten. Am nächsten Morgen Befinden schon besser. Einige Tage später völlig beschwerdefrei.

- Welche erste Hilfe leisten Sie bei Laugenverätzung, Hornhautfremdkörper, subtarsalem Fremdkörper, perforierender Verletzung?
- Was ist bei der ersten Hilfe nach perforierenden Verletzungen zu unterlassen?
- Wie schützt man sich vor perforierenden Verletzungen im Straßenverkehr?
- Was verstehen Sie unter folgenden Begriffen: Keratitis photoelectrica, Erosio corneae, intraokularer Fremdkörper?

- Nennen Sie Ursachen einer stumpfen und einer durchbohrenden Verletzung.
- Woran erkennt man, daß bei einer perforierenden Verletzung Irisgewebe in den Wundspalt eingeschwemmt ist?
- Bei welchem Unfallhergang muß man an eine perforierende Verletzung und an eine perforierende Verletzung mit intraokularem Fremdkörper denken?
- Welche Komplikationen drohen nach einer zu spät behandelten Verletzung durch einen Hornhautfremdkörper, durch eine Laugenverätzung, durch einen intraokularen Fremdkörper, bei Erosio corneae?

18 Psychosomatische Aspekte

Das Auge – der Spiegel der Seele, gewiß ein Schlagwort, dessen Wert bei oberflächlichem Gebrauch äußerst begrenzt ist. Es ist jedoch schon lange bekannt, daß das Sehorgan als Mittler zwischen uns und unserer Umwelt unser Denken und Fühlen mitbestimmt, seinerseits aber auch wieder davon beeinflußt wird. Seelische Konflikte können sich hinter dem Phänomen des **Nicht-sehen-Wollens** verbergen, im extremen Fall kann dies bis zum Erlöschen der Sehwahrnehmung, zur **psychogenen Blindheit** führen. Sie läßt sich beheben, indem man im ärztlichen Gespräch den Konflikt aufdeckt.

Ähnlich verhält es sich mit dem zwanghaften, sich bis in Krämpfe steigernden Lidschluß, dem **Blepharospasmus.** Auch bei Patienten mit trokkenem Auge (s. Kap. 7.3) oder mit chronischer, medikamentös nicht zu beherrschender Konjunktivitis fördert das Gespräch oft Überraschendes zutage. Die Versagensangst eines Menschen, der beispielsweise an seinem Bildschirmarbeitsplatz nicht die gewünschte Leistung erbringt, kann sich in Augenschmerzen äußern. Für einige seltene Krankheiten unbekannter Ursache gilt der psychosomatische Zusammenhang inzwischen als gesichert. Bei einigen anderen, wie zum Beispiel dem chronischen Glaukom, gibt es ernstzunehmende psychosomatische Denkansätze. Da manche Patienten sich in ihren Ängsten und Sorgen eher der sie pflegenden Krankenschwester als dem behandelnden Arzt anvertrauen, ist es durchaus denkbar, daß ein solches Gespräch den Weg zum Verständnis und zur Behandlung einer Augenkrankheit bereiten kann.

19
Soziale Gesichtspunkte

19.1 Auge und Beruf

Das **Jugendarbeitsschutzgesetz** schreibt vor, daß jeder Jugendliche, der sich in der Berufsausbildung befindet, von einem Arzt untersucht werden muß. Zu dieser Untersuchung gehört auch eine orientierende Prüfung der Augenfunktionen. Stellt der Arzt irgendwelche Mängel fest, so schließt sich eine augenärztliche Untersuchung an. Der Augenarzt wird bei Vorliegen bestimmter Augenfehler von einzelnen Berufen abraten (Fernmeldetechniker bei Farbschwäche; alle Berufe, die einen Führerschein der Klasse II erfordern, wenn die Sehschärfe nicht ausreicht). Darüber hinaus haben einzelne Industriezweige und bestimmte Behörden (Polizei, Militär, Bundesbahn) eigene Beurteilungsvorschriften.

Berufskrankheiten, die früher für einige Berufe typisch waren (Bergarbeiternystagmus, Feuerstar), werden heute dank verbesserter Arbeitsbedingungen kaum mehr beobachtet. Beschrieben und als Berufskrankheit anerkannt sind Erkrankungen aller Augenabschnitte durch Einwirkung chemischer Substanzen (z.B. Arsen, Nitroverbindungen, Blei, Quecksilber, Schwefelverbindungen) sowie durch ionisierende Strahlen.

Arbeit an Bildschirmgeräten

Berichte, daß die Arbeit an Bildschirmgeräten eine Gefahr für die Augen darstellt, entbehren jeder Grundlage. Natürlich ermüdet, wer an einem ungenügend ausgestatteten Bildschirmarbeitsplatz oder mit einer falschen Brille arbeitet, wesentlich schneller und klagt dann auch eher über Augenbeschwerden. Um diese Risiken so gering wie möglich zu halten, sind für alle am Bildschirm Beschäftigten, also auch für Studenten oder Schüler, regelmäßige augenärztliche Untersuchungen gesetzlich vorgeschrieben.

19.2 Auge und Verkehr

In allen Bundesländern wird heute beim Erwerb eines Führerscheins ein **Sehtest** verlangt. Der Test wird vom Augenarzt oder einer „anerkannten Sehteststelle“ abgenommen. Werden Mängel festgestellt, muß der Bewerber ein **augenärztliches Gutachten** erstellen lassen. Der Augenarzt prüft neben dem Sehvermögen das Gesichtsfeld, das Sehen bei Dämmerung, die Blendempfindlichkeit, den Farbsinn und das beidäugige Sehen. Für die Beurteilung der Fahrtauglichkeit gelten bestimmte

Richtlinien, die für jede Führerscheinklasse die Sehschärfe sowie die zulässige Stärke der Brillengläser angeben. Farbsinnstörungen schließen einen Führerscheinerwerb, ausgenommen Personenbeförderung, nicht aus. Im übrigen sollte sich jeder Führerscheinbewerber schon zu Beginn der Fahrausbildung augenärztlich untersuchen lassen.

Ähnliche Vorschriften gelten für den Erwerb eines Pilotenscheins oder eines Schiffahrtspatents.

Wer einseitig erblindet, muß drei Monate mit dem Autofahren aussetzen, bis er sich an den Zustand der Einäugigkeit gewöhnt hat (kleineres Gesichtsfeld, Fehlen des räumlichen Sehens).

Patienten, die einen **Augenverband** bekommen haben oder unter der Einwirkung von **Mydriatika** stehen, sind darauf hinzuweisen, daß sie kein Kraftfahrzeug steuern dürfen. Auch bei dauerndem Gebrauch von **Miotika** (Glaukom!) muß die Fahrtauglichkeit vom Augenarzt regelmäßig überprüft werden.

Da im Alter vor allem die Sehschärfe bei Dämmerung nachläßt und die Blendempfindlichkeit zunimmt, sollten sich ältere Kraftfahrer regelmäßig augenärztlich untersuchen und beraten lassen.

19.3 Blinde und Sehbehinderte

Wenn ein Patient erblindet, so wird er sein Schicksal um so eher ertragen, je besser ihm in dessen ersten Stadien geholfen wird. Welche grundsätzlichen Regeln für den Umgang mit Blinden gelten, wurde in Kapitel 4.8 dargelegt. Damit hat es natürlich nicht sein Bewenden, im Gegenteil, die Schwierigkeiten nehmen zu, wenn sich der Blinde wieder in seine Umwelt einzuordnen versucht. Es ist deshalb unerläßlich, daß der Blinde so bald wie möglich erfährt, wie ihm geholfen werden kann, und daß die nötigen Schritte unternommen werden. Als erstes muß die Verbindung zwischen dem Blinden und dem regionalen **Blindenverband** hergestellt werden, eine Aufgabe, die an größeren Kliniken die Klinikfürsorge übernimmt.

Der **Deutsche Blindenverband** e.V. hat seinen Sitz in Bonn-Bad Godesberg und ist mit Landesverbänden bzw. -vereinen in allen Bundesländern vertreten. Er verfügt über alle Informationen, die für das weitere Leben eines Blinden wichtig sind. Hier erfährt der Blinde, welche Möglichkeiten zur Wiedereingliederung in das Arbeitsleben bestehen, welche sozialen Vergünstigungen er beanspruchen und welcher Hilfsmittel er sich bedienen kann.

Um vor dem Gesetz als blind zu gelten, müssen nicht die Kriterien des wissenschaftlichen Blindenbegriffes (Amaurose, s. Kap. 2.2) erfüllt sein.

Laut **Bundessozialhilfegesetz** sind folgende Personen als **blind** anzuerkennen: „Personen, 1. deren Sehschärfe auf dem besseren Auge nicht mehr als 1/50 beträgt, 2. bei denen durch Nummer 1 nicht erfaßte, nicht nur vorübergehende Störungen des Sehvermögens von einem solchen Schweregrad vorliegen, daß sie der Beeinträchtigung der Sehschärfe nach Nummer 1 gleichzuachten sind.“

Blindenhilfe

Erstes Ziel muß es sein, dem Blinden das Zurechtfinden in seiner Umgebung zu erleichtern.

Im Rahmen des **Mobilitätstrainings** lernt der Blinde zuerst mit dem **Langstock** Hindernisse zu ertasten. Eine wesentliche Hilfe bieten heute **Ortungsgeräte**, die nach dem **Ultraschallprinzip** arbeiten. Sender und Empfänger sind in einem Handgerät oder in einer Brille eingebaut. Aber auch technisch noch so aufwendige Neuentwicklungen ersetzen nicht die herkömmlichen bewährten *Blindenhilfsmittel* (Blindenstock, Blindenuhr, markiertes Metermaß, Schreibmaschinen mit normaler und Blindenschrift, Blindenführhunde).

Für Diabetiker sind Spritzen mit Arretierung im Handel, mit denen sie ihr Insulin selbst aufziehen können. **Tonbandbibliotheken** mit Ausleihe bestehen in sechs Städten der Bundesrepublik und in Berlin, Zeitschriftenbüchereien auf Tonband in Marburg, Stuttgart und Hamburg. Über den Blindenverband können wöchentlich die *Lokalnachrichten auf Kassette* bezogen werden.

Von nicht geringer Bedeutung sind für den Blinden die vielfältigen **sozialen Vergünstigungen**.

Der Blinde hat zum Beispiel Anspruch auf:
Blindengeld, steuerliche Vergünstigungen, Ausstellung des Schwerbeschädigtenausweises, Gebührenbefreiung bei Rundfunk und Telefon, Seniorenpaß der Bundesbahn bei Freifahrt für die Begleitperson. Die Beförderung im Nahverkehr und bei Flügen innerhalb der Bundesrepublik Deutschland ist unentgeltlich.

Blinde Kinder

Kinder, die blind zur Welt kommen oder sehr früh erblinden, fallen durch ihre eigenartige **Psychomotorik (Augenreiben, Augenbohren, Grimassieren)** auf. Falsch wäre es, dies als Zeichen eines frühkindlichen Hirnschadens aufzufassen, denn die Kinder stehen sehenden Kindern in ihrer geistigen Entwicklung nicht nach. Mit einer oft verblüffenden Leichtigkeit lernen die Kinder, sich in ihrer Umgebung zurechtzufinden. In **Blindenschulen** erlernen sie neben allen anderen Unterrichtsfächern die **Blindenschrift:** Ausgehend von einer Grundform von drei untereinanderstehenden erhabenen Punktepaaren werden Buchstaben und Zahlen dargestellt und mit den Fingern abgetastet. Auf das Abitur können sie sich an der Blindenstudienanstalt in Marburg oder seit 1973 über Fernunterricht durch das Deutsche Blindenbildungswerk vorbereiten. In drei Städten besteht die Möglichkeit des integrierten Unterrichts in einem Regelgymnasium.

Sehbehinderte

Kinder, deren Sehvermögen zwar nicht bis zur Blindheit herabgesetzt ist, jedoch keine ausreichende Lesefähigkeit erwarten läßt, haben im begrenzten Umfang die Möglichkeit, eine **Sehbehindertenschule** zu besuchen, wo sie bereits auf einen geeigneten Beruf vorbereitet werden. Für hochgradig Sehbehinderte wurde ein **elektronisches Fernsehlesegerät** mit bis zu 25facher Vergrößerung entwickelt.

- Nennen Sie Berufsgruppen, bei denen auf die Sehfunktionen besonderer Wert gelegt wird.
- Darf ein Einäugiger Auto fahren?
- Darf ein Farbsinngestörter Auto fahren?
- Worauf müssen Sie einen Patienten hinweisen, wenn Sie ihm bei einer ambulanten Behandlung einen Augenverband angelegt haben?
- Wie können Sie einem erblindeten Patienten helfen?
- Welche Schulbildung können blinde Kinder erwerben?
- Was verstehen Sie unter Blindenschrift?
- Welche Hilfsmittel für Blinde kennen Sie?

- Welche typischen Berufskrankheiten des Auges kennen Sie?
- Welche Aufgaben erfüllt der Blindenverband?
- Welche sozialen Vergünstigungen kann ein Blinder beanspruchen?
- Wer gilt als blind im Sinn des Bundessozialhilfegesetzes?
- Was verstehen Sie unter Psychomotorik blinder Kinder?
- Welche speziellen Ausbildungsmöglichkeiten gibt es für sehschwache Kinder?
- Worin bestehen die besonderen Schwierigkeiten eines im höheren Lebensalter erblindeten Patienten?

Literatur

Axenfeld, Th., H. Pau (Hrsg.): Lehrbuch und Atlas der Augenheilkunde. Gustav Fischer Verlag, Stuttgart 1990.

Deutsche Ophthalmologische Gesellschaft, Berufsverband der Augenärzte Deutschlands e.V. (Hrsg.): Augenärzte informieren: Patienteninformationen. Erhältlich in jeder Arztpraxis.

Kaluza, G., I. Strempel: Autogenes Training in der Augenheilkunde, dargestellt am Beispiel des Glaukoms. Kaden Verlag, Heidelberg 1994.

Krüger: Physiologische und methodische Grundlagen der Pleoptik und Orthoptik. VEB Georg Thieme, Leipzig 1972.

Sautter, H., W. Straub: Der photographierte Augenhintergrund. Urban & Schwarzenberg, München – Berlin – Wien 1963.

Sobotta, J.: Band 2: Zentralnervensystem, Autonomes Nervensystem, Sinnesorgane und Haut, Periphere Leitungsbahnen. Urban & Schwarzenberg, München – Berlin – Wien 1988.

Straub, W., H. Rossmann: Atlas der Erkrankungen des vorderen Augenabschnittes. Urban & Schwarzenberg, München – Berlin – Wien 1962.

Quellennachweis

Die nachfolgend aufgeführten Abbildungen des Tafelteils wurden mit freundlicher Genehmigung aus folgenden Büchern entnommen:

Abb. I/3, I/4, II/1, II/5, III/1, III/2, IV/2, V/1, VIII/3 aus:
Straub/Rossmann, Atlas der Erkrankungen des vorderen Augenabschnittes, Urban & Schwarzenberg, München – Berlin – Wien 1962.

Abb. VI/2, VI/4 aus:
Sautter/Straub, Der photographierte Augenhintergrund, Urban & Schwarzenberg, München – Berlin – Wien 1963.

Die Abb. IV/6 und V/5 wurden von der Chiron Adatomed, Pharmazeutische und medizintechnische Gesellschaft mbH, München, die Abb. 17 von der Fa. Otto Müller-Welt, Institut für künstliche Augen, Stuttgart, zur Verfügung gestellt.

Kleines augenheilkundliches Glossar

Ablatio retinae: Netzhautablösung.

Adaptation: Anpassung an verschiedene Leuchtdichteverhältnisse durch Änderung der Pupillenweite und der Netzhautempfindlichkeit.

Adaptometer: Gerät, mit dem die Dunkeladaptation gemessen und während der gesamten Dauer registriert wird.

Agnosie (optische): „Seelenblindheit", Unfähigkeit, optische Wahrnehmungen zu identifizieren.

Akkommodation: Änderung der Linsenwölbung und des -brechwertes für das Scharfsehen von Objekten in verschiedenen Entfernungen.

Albinismus: Pigmentmangel, dadurch Aufleuchten der Augen.

Amaurose: totale Erblindung, Fehlen jeglicher Lichtempfindung.

Amblyopie: Schwachsichtigkeit.

Ametropie: Fehlsichtigkeit infolge Brechungs-(Refraktions-)Anomalie des Auges.

Aniridie: Fehlen der Iris.

Aniseikonie: ein Objekt wird auf den Netzhäuten beider Augen unterschiedlich groß abgebildet.

Anisokorie: unterschiedliche Weite beider Pupillen.

Anisometropie: ungleicher Brechungszustand (Refraktion) der Augen.

Anomaloskop: Gerät zur Prüfung des Farbsinnes.

Aphakie: Fehlen der Augenlinse.

Applanationstonometer: Gerät zur Messung des Augendrucks.

Arcus lipoides: „Greisenbogen", grau-weißer Trübungsring der Kornea bei alten Menschen.

Asthenopie: mit Augenschmerzen verbundene erhöhte Ermüdbarkeit der Augen. Ursache oft ungeklärt.

Astigmatismus: Stabsichtigkeit.

Bellsches Phänomen: Bei Lidschlußversuch bewegen sich die Augäpfel nach oben.

Bifokalbrille: Brillenglas aus zwei Linsen verschiedener Brennweiten (obere für Fern-, untere für Nahsehen).

Binokularsehen: beidäugiges Sehen.

Bjerrum-Skotom: bogenförmiger Gesichtsfeldausfall, vom blinden Fleck ausgehend (charakteristisch für das chronische Glaukom).

Blennorrhö: Eiterabsonderung der Bindehaut bei Gonorrhö.

Blepharitis: Augenlidentzündung.

Blepharochalasis: Herabhängen der Haut des Oberlids vorn und seitlich über den Lidrand.

Blepharospasmus: krampfhaftes Zusammenpressen der Lider.

Bulbus: Augapfel.

Buphthalmus: „Rinderauge", überdimensional großes Auge bei Glaukom des Neugeborenen.

Cataracta complicata: Linsentrübung („grauer Star") bei anderen Augenkrankheiten.

Chalazion: „Hagelkorn", chronische Entzündung der Meibom-Drüsen der Lidhaut.

Chemose: die Hornhaut wallartig umgebende Schwellung der Bindehaut.

Chiasma (opticum): Sehnervenkreuzung in der mittleren Schädelgrube.

Chorioidea: Aderhaut.

Chorioiditis: Entzündung der Aderhaut.

Comberg-Schale: Haftschale mit eingelassenen Bleimarken. Wird bei der Röntgenuntersuchung zur Lokalisation eines intraokularen Fremdkörpers dem Auge aufgesetzt.

Conjunctiva: Bindehaut.

Conjunctivitis epidemica: Bindehautentzündung durch Virusinfektion.

Cornea: Hornhaut.

Cottonwool-Exsudate: charakteristischer Befund im Augenhintergrund bei Bluthochdruck.

Credé-Prophylaxe: bei Neugeborenen: Eintropfen von Silbernitratlösung zur Prophylaxe einer gonorrhoischen Augeninfektion.

Cornu cutaneum: hornartiger benigner Tumor, vor allem an den Lidern.

Dakryozystitis: Tränensackentzündung.

Degeneration, tapetoretinale: fortschreitende Netzhautdegeneration erblicher Grundlage (z. B. Retinopathia pigmentosa).

Deuteranomalie: „Grünschwäche".

Deuteranopie: „Grünblindheit".

Descemet-Membran: innere bindegewebige Schicht der Hornhaut, letzte Barriere vor dem Durchbruch eines Hornhautgeschwürs.

Dioptrie: Brechwerteinheit, Kehrwert der in Metern gemessenen Brennweite.

Diplopie: Wahrnehmen von Doppelbildern.

Diszision: operative Eröffnung der Linsenkapsel mit Nadel oder Messer.

Echographie: diagnostisches Verfahren, bei dem mit Ultraschall Augapfel und Augenhöhle auf bestimmte Veränderungen, hauptsächlich auf Tumoren, untersucht werden. Wird auch zur Längenmessung des Augapfels verwendet.

Einschlußkonjunktivitis: Bindehautentzündung durch Infektion mit Chlamydien (auch Schwimmbadkonjunktivitis).

Ektasie (der Lederhaut): beerenförmige Vorwölbung der Lederhaut.

Ektropium: Auswärtswendung des Augenlids.

Elektroretinographie: Registrieren der elektrischen Spannungspotentiale der Netzhaut.

Emmetropie: Normalsichtigkeit.

Enophthalmus: Zurücksinken des Augapfels in die Augenhöhle.

Entropium: Einwärtsstülpung des Lidrandes.

Enukleation: Entfernung des Augapfels.

Epikanthus: sichelförmige Hautfalte vor beiden Augenlidern, die den inneren Lidwinkel verdeckt.

Epilation: Ausziehen fehlstehender Wimpern.

Epiphora: Tränenträufeln.

Episklera: Schicht lockeren Bindegewebes auf der Lederhaut des Auges.

Episkleritis: Entzündung der Episklera.

Euthyskop: Gerät zur Schielbehandlung.

Excimer-Laser: Kaltlichtlaser, mit dem Gewebe schichtweise abgedampft werden kann.

Exenteration: Ausweidung, z. B. der Orbita: Der gesamte Orbitainhalt wird entfernt.

Exkavation: bei Glaukom: Aushöhlung des Sehnervenkopfes.

Exklusion: Ausschaltung eines Auges vom Sehakt.

Exophorie: latentes Auswärtsschielen.

Exophthalmometer: mit Spiegeln ausgestattetes Gerät zur Exophthalmus-Bestimmung.

Exophthalmus: krankhaftes Vortreten des Augapfels aus der Augenhöhle.

Fixation: Einstellung der Blicklinie auf ein Objekt.

Fluoreszenzangiographie: photographische Darstellung der Netzhautgefäße nach intravenöser Injektion von Fluorescein.

Follikel (Follikularkatarrh): Lymphozytenansammlung unter der Lidbindehaut, meist chronisch.

Fundus (oculi): Augenhintergrund.

Fusion: Verschmelzung der aus beiden Augen stammenden Bilder zu einem Bild (im Gehirn).

Glaucoma simplex: chronisches Glaukom bei Abflußbehinderung im Schlemm-Kanal durch altersbedingte Veränderungen.

Glaukom: „grüner Star", Augenerkrankung mit zeitweise oder dauernd erhöhtem Augeninnendruck.

Gerontoxon: = Arcus lipoides.

Gleitsichtglas: Brillenglas mit gleitender brechender Wirkung.

Gonioskop: Instrument zur Untersuchung des Kammerwinkels.

Graefe-Zeichen: bei endokriner Ophthalmopathie: Das Oberlid folgt der Blicksenkung nicht.

Hemeralopie: Nachtblindheit.

Hemianopsie: Halbseitenblindheit, halbseitiger Ausfall des Gesichtsfeldes eines oder beider Augen.

Heterochromie: unterschiedliche Färbung der beiden Regenbogenhäute.

Heterophorie: latentes Schielen, Neigung der Augen, in eine bestimmte Lage abzuweichen.

Hordeolum: „Gerstenkorn", akute Entzündung der Liddrüsen.

Horner-Syndrom: bei Sympathikuslähmung: Lidsenkung, Pupillenverengung und Zurücksinken des Augapfels.

Hydrophthalmie: Vergrößerung des Augapfels bei Glaukom des Neugeborenen.

Hyperopie: Weitsichtigkeit.

Hyperphorie: latentes Höhenschielen, Heterophorie mit Abweichen des nicht fixierenden Auges nach oben oder unten.

Hyphaema: Blutung in die vordere Augenkammer.

Hypopyon: Eiteransammlung am Boden der vorderen Augenkammer.

Hyposphagma: flächenhafter Blutaustritt unter die Bindehaut des Auges.

Injektion (konjunktivale, ziliare, gemischte): charakteristischer Rötungszustand des Auges in den verschiedenen Phasen einer Entzündung.

Iridektomie: Ausschneiden eines Gewebestückchens aus der Regenbogenhaut (z. B. beim akuten Glaukom).

Iridodialyse: Ablösung der Regenbogenhaut vom Ziliarkörper (durch Verletzung oder Operation).

Iridodonesis: Irisschlottern, „Zittern" der Iris im Falle ihres Nichtaufliegens auf der Linse oder bei Linsenlosigkeit.

Iridozyklitis: Iritis mit Beteiligung des Ziliarkörpers.

Iris: „Regenbogenhaut" als regulierbare Blende des Auges.

Irisdiagnostik: Unter Heilpraktikern verbreitetes Verfahren. Aus dem Aussehen der Iris werden Rückschlüsse auf die Erkrankungen anderer Organe gezogen. Erweist sich bei kritischer Überprüfung als wertlos.

Iritis: Entzündung der Regenbogenhaut.

Ishiharatafeln: Tafeln mit farbigen Zahlen auf farbigem Grund, die vom Farbtüchtigen richtig, vom Farbsinngestörten falsch gelesen werden.

Karunkel: „Tränenwärzchen" im inneren Lidwinkel.

Katarakt: „grauer Star", Linsentrübung.

Keratitis: Entzündung der Hornhaut des Auges.

Keratoglobus: kugelförmige Vorwölbung der zu großen Hornhaut.

Keratokonus: kegelförmige Aufwölbung der Hornhaut, dabei hochgradig Stabsichtigkeit.

Keratomalazie: Hornhauterweichung bei Ernährungsstörungen der Hornhaut.

Keratoplastik: operativer Ersatz der Hornhaut durch Transplantation.

Keratoprothese: Hornhautersatz aus Kunststoff.

Kokain: Lokalanästhetikum am Auge, bewirkt gleichzeitig Pupillenweitstellung.

Kolobom: spaltförmiger Defekt der Uvea.

Konjunktiva: Bindehaut.

Konkavlinse: „Minusglas" zur Korrektur der Kurzsichtigkeit.

konsensuelle Reaktion: reflektorisch ausgelöste gleichsinnige Pupillenreaktion auch des anderen Auges.

Konvergenz: gleichsinnige Wendung beider Augen nach einwärts, ist gekoppelt mit Akkommodation und Pupillenverengung.

Konvexlinse: „Plusglas" zur Korrektion der Weitsichtigkeit.

Kornea: Hornhaut.

Korrespondenz: Sehrichtungsgemeinschaft der Augen. Normal: Die Sehgruben beider Augen sind auf das fixierte Objekt gerichtet (Hauptsehrichtung).

Kryopexie: Behandlungsverfahren mit umschriebenen Kältereizen in der Chirurgie von Netzhaut, Ziliarkörper und von Tumoren innerhalb und außerhalb des Augapfels.

Lagophthalmus: erweiterte Lidspalte mit unmöglichem Lidschluß (bei Exophthalmus, Lähmung des siebten Hirnnervs, N. facialis).

Lens: Linse.

Leukom: weiße Hornhautnarbe.

Limbus (corneae): in die Lederhaut eingefalzter Rand der Hornhaut.

Macula lutea: gelber Fleck.

Madarosis: Ausfall der Zilien.

Melanoblastom: bösartiger Tumor der Uvea.

Melanosis: vermehrte Pigmentierung der Bindehaut.

Mesoptometer: Gerät zur Prüfung des Dunkelsehens, der Blendempfindlichkeit und der Readaptation nach Blendung.

Mikrophthalmus: abnorm kleiner Augapfel.

Miosis: Engstellung der Pupillen.

Miotika: Medikamente zur Pupillenengstellung, z. B. Pilocarpin, Prostigmin.

Monokelhämatom: einseitiger Bluterguß im Orbitabereich.

mouches volantes: „tanzende Fliegen": werden von Patienten mit Glaskörpertrübungen wahrgenommen.

Mydriasis: Weitstellung der Pupillen.

Mydriatika: Medikamente zur Pupillenerweiterung, z.B. Atropin.

Myopie: Kurzsichtigkeit. „Hohe" Myopie: extreme Kurzsichtigkeit.

Myositis: Entzündung der Augenmuskeln.

Napfkucheniris: Hervortreten der Regenbogenhaut nach Verklebungen infolge Iritis.

Nystagmus: unwillkürliches, rhythmisches Augenzittern.

Okklusionsbrille: Brille mit einem abgedeckten Glas zum Ausschluß des betreffenden Auges vom Sehakt.

Ophthalmometer: Instrument zur Messung des Brechwerts und des Krümmungsradius der Hornhaut.

Optikusatrophie: Degeneration der Sehnervenfasern.

Optotypen: Sehzeichen.

Ora serrata: zirkuläre, gezackte Randlinie, an der die Netzhautperipherie mit ihrer Unterlage verwachsen ist.

Orbita: Augenhöhle.

Orthophorie: „Sehgleichgewicht", Idealfall des beidäugigen Sehens bei ausgeglichener Refraktion und Augenmuskelfunktion.

Orthoptik: „Binokularschulung“ als Therapie von Augenmuskelstörungen (z. B. Schielen).

Papille: Anfang des Sehnervs im Augenhintergrund.

Pemphigus conjunctivae: schwere Entzündung, bei der die Bindehaut austrocknet und schrumpft.

Perimeter: Gerät zur Prüfung des Gesichtsfeldes.

Phlyktaene: entzündliche Erhabenheit von Bindehaut und angrenzendem Hornhautgewebe.

Phoropter: Gerät, mit dem in rascher Folge Linsen jeglichen Brechwerts vor das Auge geschaltet werden können.

Phthisis bulbi: Schrumpfung des Augapfels nach Verletzungen, Entzündungen, nicht geheilter Netzhautablösung.

Pilocarpin: Medikament zur Pupillenengstellung (z.B. bei akutem Glaukom).

Pinguecula: Lidspaltenfleck.

Presbyopie: Altersweitsichtigkeit.

Prostigmin: Medikament zur Pupillenengstellung (z.B. bei akutem Glaukom).

Protanomalie: „Rotschwäche“.

Protanopie: „Rotblindheit“.

Protrusio bulbi: nach vorn getriebener Augapfel.

Pterygium: Flügelfell.

Ptosis: Herabhängen des Oberlides.

Refraktion: Verhältnis zwischen dem Gesamtbrechwert eines Auges und seiner Achsenlänge.

Refraktometer: Gerät zur Messung der Refraktion entweder direkt durch den Untersucher oder mit Auswertung durch einen Computer.

Retinoblastom: bösartige Geschwulst der Netzhaut bei Säuglingen und Kleinkindern.

Retinopathia pigmentosa: erbliche Pigmentdegeneration der Netzhaut.

Retrobulbärinjektion: Injektion eines Medikamentes hinter den Augapfel, in der Regel zur Anästhesie vor Augenoperationen.

Ringskotom: ringförmiger Gesichtsfeldausfall bei funktionsfähiger Netzhautmitte.

Scheitelbrechwertmesser: Gerät zur Messung eines Brillenglases.

Schirmer-Test: Prüfung der Tränensekretion durch Einlegen eines Teststreifens beidseits in den Konjunktivalsack.

Schlemmscher Kanal: Sammelkanal für Kammerwasser.

Schiötz-Tonometer: Gerät zur Messung des Augeninnendrucks.

Siderosis (bulbi): Ablagerung von Eisensalzen in Augengeweben.

Skiaskopie: Schattenprobe: Methode zur Messung der Refraktion.

Sklera: Lederhaut.

Skotom: umschriebener Gesichtsfeldausfall.

Staphylom: beerenförmige Vorwölbung der Hornhaut oder Lederhaut.

Strabismus: Schielen.

Subluxatio lentis: Verlagerung der Linse aus dem Aufhängeapparat.

Symblepharon: Verwachsung zwischen Lid- und Augapfelbindehaut, z. B. nach Verätzung.

Sympathische Ophthalmie: zur Erblindung führende Entzündung des unverletzten Auges nach perforierender Verletzung des Partnerauges.

Synchisis scintillans: schillernde Einlagerungen im Glaskörper.

Synechie (vordere bzw. hintere): Verklebung zwischen Irisvorderfläche und Hornhaut bzw. Irisrückfläche und Linsenkapsel.

Synoptophor: Gerät zur Untersuchung und Behandlung des Binokularsehens.

Tarsorrhaphie: vorübergehender Verschluß der Lidspalte durch Nahtvereinigung von Ober- und Unterlid (bei Lagophthalmus).

Tarsus: halbmondförmige, biegsame Gewebsplatte im Ober- und Unterlid.

Tonometer: Gerät zur Messung des Augeninnendrucks.

Toti (Operation nach): Eröffnen der Nasenwand in Höhe des Tränensacks und Wiederherstellung des Tränenabflusses.

Trabekel: „Maschenwerk" im Kammerwinkel.

Trabekulotomie: Glaukomoperation mit besonderen Anwendungsbereichen.

Trachom: Binde- und Hornhauterkrankung durch Chlamydien („ägyptische Körnerkrankheit").

Trichiasis: Einwärtswendung der Augenwimpern.

Trifokalglas: Brillenglas mit drei verschiedenen Stärken.

Tritanomalie: Gelb-Blau-Schwäche.

Tritanopie: Blaublindheit.

Tyndall-Phänomen: trübes Aufschimmern des Kammerwassers bei Belichtung. Hinweis auf erhöhten Zell- oder Eiweißgehalt.

Ulcus serpens: Hornhautgeschwür.

Uvea: Gefäßhaut.

Visus: Sehleistung, Sehschärfe.

Vitrektomie: Verfahren zum Entfernen des Glaskörpers, angezeigt bei bestimmten operativen Komplikationen, schweren Verletzungen oder fortgeschrittenen Erkrankungen von Netzhaut und Glaskörper.

Xanthelasma: Fettablagerungen in der Haut (oft um die Augen herum) in Form gelber, flacher Fleckchen.

Yag-Laser: Feststofflaser, dessen hoch energetische Plasmagasentladung mechanische Zerreißungen des bestrahlten Gewebes bewirkt.

Zilien: Wimpern.

Zonula (ciliaris): Aufhängeapparat der Augenlinse, gebildet aus faserartigen Fortsätzen des Ziliarkörpers.

Zyklektomie: operative Teilentfernung des Ziliarkörpers, z. B. bei Iristumor.

Zykloplegie: Lähmung des Ziliarmuskels, oft durch Medikamente (Atropin) vor der Refraktionsbestimmung.

Sachverzeichnis

Sachverzeichnis

Sachverzeichnis